看護の証を紡ぐ

「私の看護」を語り描く世界

陣田泰子 著 Jinda Yasuko

看護の科学新社

はじめに

古き良き時代の医療と看護を味わったものにとって、現代は「なんとまあ気ぜわしい時代になったものか……」。この時代の中で生まれ、育ち、何の違和感ももたない若者たちが大多数になっているのに、つい嘆きたくなってしまう私がいる。現代はスピードや効率化が重視されている。医療の中でも、特にベッドサイドでシフトを組んで二四時間継続して看護することを基本にしている看護職への影響は大きい。患者のニーズに応じてケアを提供する形から、その時間内に何をどこまで実施し、限られた期間内に退院にもっていくかを重視する標準形に沿う形へと変化している。

また、最も大きな影響を受けているのは、〈コミュニケーション・会話・対話〉がそぎとられたことだろう。本来、看護は、十分な時間と対話によって人々の〈関係性〉の中で行なわれていくことを本質としている。この中で、看護の知は育まれ、磨かれ、エキスパートナースへと進化していく。知識の蓄積だけではない実践知・総合知となって、エキスパートナースへと向かっていくのである。それは日々の看護の経験と先輩・後輩、仲間との、またチームとのコミュニケーションの中で研ぎ澄まされていく。

限られた時間で夢中で看護する中にも、実は、看護の知はある。エキスパートナースとして育つには、方法論に飛びつく前に、自らの実践経験を見つめ、その文脈をたどり意味を構成・概念化し言語化すること、そして、看護の知を蓄積し続けることが必要である。そのためには、相手との会話の瞬間に、驚きや「すごい！」と関心を持つことのできる自身の土台が必要となる。そして相手との会話を丁寧に追い、描き出すことによって意味が見えてくる、という概念化プロセスがどうしても必要である。

私は管理者や「看護現場学サポーター」として、自分の看護や「私の実践論」を語ることができるナースを育てることに注力してきた。本書では、こうした中で出会った看護師がエキスパートに育っていくプロセスの一端を描き出した。看護の証をつかむプロセスを書き残さなければいけないと思ったのである。そのやりとりで見えてきた「知」には、偶然の再会から描き出された知、10年を超える関係の中で生まれた知、たった1時間余の時間の中で発現した知、手ごたえを得た瞬間から生まれた知、反対に葛藤の中から新たに生まれている知もあった。これらの経験が、どのような年齢や状態像の患者さんであっても、またどのような場面であっても、その人にとってふさわしい状況・環境を創り出すことのできる専門職としてのエキスパートナースが存在していることを示している。

本書を手に取ってくださった方は、今まさに看護に悩んでいる方、エキスパートナースをどう育てたらよいか模索している看護管理者、教員の方など、様々な状況の方がいらっしゃるだろう。それぞれの立場や環境によって、見えるものや得るものが違う形で迫ってくるのではないかと思う。人材育成にあたる管理者にとっては、「実は自分がめざしたいと思っている看護」を見つけていく具体的な対話の進め方がヒントになるかもしれない。もちろん、知を共有していく実践共同体の育て方や環境づくりも参考になるだろう。そして、今までの自分の成長を振り返りながら、スタッフと一緒に、「私の看護実践論」を語りあってほしい。また、日々の看護に確信を持てず、続けていけるかどうか悩み、もがいている看護師には、ぜひ自分と重ね合わせながら、仲間とともに、自分のめざす看護をじっくり語りあってほしい。

本書ではエキスパートナースを、そこに向かうプロセスをも含めた幅広い層のナースとしてとらえている。さまざまな立場の方たちに、自問自答を楽しみながら、本書を味わっていただければ望外の喜びである。

＊本文中に登場する事例の方は、仮名にしています。

＊本書は、「看護実践の科学」（二〇一九年一月号〜一二月号、二〇二〇年一〇〜一一月号）で連載した「看護の証をつかむナース」をもとに、加筆、修正したものです。

第2章　時間経過の中で育まれる看護の知
——一二年という時間の中で再生に向かう時

第3章　エキスパートナースの苦悩
——繰り返しの中で研ぎ澄まされる看護の知

序章

自らの看護を言葉にし、検証しつづけること

本書は、長い間「看護師として在ることの意味」を模索してきた私のヒストリーの一コマを描きだしたものである。今回、その描写に至るきっかけは、私が看護教員になった時に感じた違和感が始まりであった。当時は後悔の念だった違和感は、いま私のこだわる「看護現場学」となって続いている。

始まりの前に、まずは私のヒストリーをたどってみたい。

1　私自身のヒストリーから

■私の原点となった患者さんとの出会い

看護師という職業を生涯の仕事に選び、辞めずに今でも継続しているのは様々なことが関係しているが、中でも私の原点となった出来事はある女性のALS患者との出会いであった。

ふるさとの長野県で六年間働いていたが、一九七五年四月、結婚して神奈川県川崎市に移り、聖マリアンナ医科大学病院に就職した。

内科病棟の主任から師長になったばかりであった一九七七年一二月、その人は入院してきた。その後、気管切開、人工呼吸器装着となった。当時は、人工呼吸器を装着した患者が在宅で療養するというのは皆無な医療状況だった。その患者は〝死にたい……〟と文字盤で訴え続けた。確たる治療法がないALS患者に病名と病状は明確には伝えられず、「筋肉の病気なので、治療に時間がかかる」というような医師からの説明だった。

落ち込む患者と治療法のないこの先に何ができるのだろうか、とカンファレンスで何回も検討し、残存能力で「俳句をつくって、まばたきで伝えてもらう」というアイデアが出された。恐る恐る始めてみたが、一週間後にできた第一作は「こまねずみ　よくぞ働く　8南《はちみなみ》」であった。こまねずみのように忙しそうに動き続ける病棟のナースの働きぶりを詠んだものだった。気持ちが和らいだような様子があり、みんなで少しだけほっとしたことを記憶している。

三年間の闘病であったが、二年が過ぎた頃、あるナースが患者の気持ちを尋ねたことがあった。今の気持ちを問うと〈ふこう〉と言い、それでは生きている意味はないか、と聞くと〈おもわない……〉、なぜそのように思うのか？〈みんなよくしてくれる〉。

そして、さらにこの先数年、この状態が続くとしたらどう思うか？　と、誰も聞けなかったことを尋ねた。するとしばらく沈黙があり、〈つらくてもいきていたい〉と、まばたきで返してきた。この様子はナースステーションにいるナースたちに興奮しながら伝えられた。

二年間にわたり〝死にたい〟と言い続けていた患者がまさか……、みんな信じられなかった。

そして三日後、俳句ができた。

「まごむすめ　よめにいくまで　がんばるよ」

それは明らかに、患者の何かが変化した瞬間となって、その後につながっていった。

◆

二年間自宅に帰ることができなかった患者が〈いえにかえりたい〉と言い始めた。「無理だよね……」私たち医療者の答えは決まっていた。しかし、患者は何度もその言葉を言うようになり、夫がナースステーションにやってきた。「このごろ家に帰りたいってしきりに言うんですよ……」

それまでも話し合っていたが、再度カンファレンスを開いた。「無理だよね……」という結論になりかかった時、患者の〝つらくてもいきていたい〟というあの言葉を聞いたナースが、ぽつりと言った。「外泊はできないかもしれないけど、外出もできないかしら?」

その言葉が出たことにより、どのようになったら外出ができるのかという半信半疑の目標に向かって模索することになった。外出時に呼吸器が外れた時の対応、川崎の当院から横浜の自宅までの道のりを調べ、緊急時にどのようにするかなどの詳細な計画と入念な手配を経て、八月一六日、決行した。医師二人、ナース二人が付き添った。自宅での滞在時間は二時間だった。

二年半ぶりの我が家では近所の友人にも会い、そのまばたきの会話を夫が通訳した。帰り際に〈たたみにさわりたい……〉という患者の言葉に、手を担架からおろし、しばし畳に触れさせて、無事病院に戻ることができた。

いえにつき　うれし　たのし　盆のゆめ

念願を果たしたかのように、患者は翌年の一九八一年一月一五日に亡くなった。

■たしかな看護の手ごたえ

私は五年間の内科病棟勤務を終え、次なる異動先の小児外科病棟の勤務となった。その新しい勤務先で師長としてどのように看護をしていきたいか、スタッフに話す内容はすぐに決まった。前部署の内科病棟でナースたちと実践してきたＡＬＳ患者の看護をもとに考えた。二年間〈死にたい〉と言い続けた患者がナースの問いかけに、〈つらくてもいきていたい〉と変化したことを伝えた（表1）。

表１　内科病棟で起きた患者の変化

●なぜ変化したのか？　誰が変化させたのか？
その疑問を、実際の患者の言葉から探ってみると〈みんなよくしてくれる〉

●みんなとは誰か？　考えられることは〈まず第一に家族〉〈医師は治療や検査に必要な時に訪れる〉、そして〈24時間シフトを組んで看護を継続しているナース〉

●ナースは、どんな病気であっても、難病であっても、ターミナルであっても24時間、365日、看護を継続して患者の日常の営み ── それは食べる、排泄する、会話するなどの健康であれば自力でできることであるが ── できない部分を支援しながら日常生活を支える。昼も夜も、お正月やゴールデンウィークであっても病棟には必ずナースがいる。

↓

● ALS 患者に気持ちの変化をもたらしたのは、ナースのこの継続した看護の力が大きく影響しているのではないか？

●看護には、病状など身体面と生きる意欲に働きかける看護の両面は深く関連しあっている

●そして患者は、必ず変化する

●ナースも看護する手ごたえを得ることによって、やりがいを得て変化する

● ALS 患者の場合、３年近い時間がかかった。今その時間の確保が難しいが……

そして、「子どもたちの力を信じて、内科病棟で起きた患者の変化をこの小児外科病棟で共に起こしたい」というメッセージを、エピソードを交えながら伝えた。

こうして始まった小児外科病棟では、まずは子どもの気持ちを知って看護したいという願いから、退院の時に子どもたちに作文を書いてもらうというアイデアを出し、保母さんの協力を得て実施した。作文は、病棟の廊下に張り出し、入院中の子どもたちも、面会に来た親も、時には診察に来た医師も、足を止めて読んでいた。書きためられた作文はナースたちの手づくりの作文集となり、それはのちに『早く元気なーれ』という一冊の本として出版することもできた。ここでも「子どもたちも、ナースも変化した」。確かな看護の手ごたえを感じることができた。

■大学の教員として感じたこと

小児外科病棟勤務以後は、看護部の教育担当師長、そして看護副部長となり、看護職員全体の教育を中心にすえて取り組んできた。

そして一九九五年四月。二六年間、臨床一筋だった私は、市内に初めて看護短大ができた時に看護教員になった。もともと教員になるつもりだったわけではなく、実践経験がある教員が必要だという準備室の意向なども関係して声がかかったようだった。教員経験はなく不安もあったが、〈看護は実践の科学〉であり、その実践を二六年間やってきたという自負だけが私の支えだった。

しかし、臨床から看護教育の場へと意気込んで行ったものの、あえなく三年後再び臨床へ戻ることになった。〈看護は実践の科学〉という言葉を頼りに教員になったものの、他の教員たちは実践経験が少なくても理路整然と話し、書く力などがあった。私にはそれが不足していることを痛感した。しかし、一方で心の中では「でも看護は実践の科学、私は二六年間やってきた。あなた方は臨床経験も少ない……」という思いが日増しに募ってきた。私は一期生が卒業する時に退職することを決めた。

そして、あと少しで教員をやめるという時だった。ある雑誌の「臨床と教育の文化衝突」(中西睦子)という文章の中で引用されていたクルト・レビンの言葉で目が止まった。それは強い衝撃をもって私の頭の中に入り込んだ。

「実践なき理論は空虚、理論なき実践は盲目」。前半部分はともかく、特に後半の「理論なき実践は盲目」、というフレーズに打ちのめされた。「看護は実践の科学、その実践をこんなに長い間やってきたのになぜ通じない……」。教員歴の長い教員を心の中で非難していた私は、その非難の矢が自分に戻ってきたことにショックを受けた。

そして三年で教員を辞めた。私は臨床看護学研究所の研究員となった。結果的にたった一年間の勤務であったが、川嶋みどり所長の下で三年分以上の学びができた。「歩かない足に泥はつかない」、これは所長がいつも看護技術論とともに語っていた武谷三男氏のある本のタイトルである。地を這うように医療現場で日夜看護し続けるナースたちの現場の知を研究する職場での一年間。今思うと、私の真の大学院はここであった。

そして、古巣の聖マリアンナ医科大学病院に看護部長として再び戻った。この時の私の看護部長としてめざす方向は、はっきりしていた。〈私の二の舞のナースにならないようにすることだった。実践した看護は〈話すことができる〉、そして〈書いて示す、看護実践の証を残すことができる〉までやってこその看護である、と。

そして二〇〇六年、私自身の経験の概念化の結果として『看護現場学への招待』（医学書院[1]）を書きあげた。それは〈看護実践の概念化〜言語化〉の重要性と具体的方法の記述であり、私自身の経験から導き出した、あの教員時代の悔しさからの再出発であった。

2　看護観に基づく実践
——エキスパートナースとして求められる技術とは

■生きていく中で探究する人間の現実

先日、友人といつものように長電話になった。この友人とは、社会の変化によって医療が経済優先に変えられて、医療全体がその政策誘導によって私たちの若い頃とは様変わりしていることや、看護本来の一人ひとりにじっくり向き合って看護できにくくなったことなど、嘆きあうことも多かった。友人と私は、「コロナの時代の中で、自宅療養患者の問題も大きくなっているから、もっと看護がここに働きかけることができると思ったけど、看護はなかなか本来の力出せてないわね……」「スピード医療で、必要な処置だけ済ませて、向き合えてないものねえ……」。そして、嘆き節から話題は弟さん夫婦の話になった。

弟さんは、彼女とは遠く離れて暮らしている。その妻は認知症になって徐々に症状は進行しているようだった。三年前頃、診断のための入院先から戻ってきた時、弟さんは「これからこの病気との長い生活になるだろうから、庭の花を今よりも増やしていこうと思っている」

と言っていたという。何気ない話のようだが、妻の病気をしっかり受け止め、これから将来に向かってどのように暮らしていくかという弟さんの覚悟と生活設計の変化の話だった。弟さんは奥さんの状態について聞いたとき「そうだねえ、概念的な話はできないけど、日常の具体的な会話はできるから……」「食事やトイレ、日常の会話はできているから大丈夫」と言っているという。「概念的なことと、日常生活か……、すごいね、その話」と、私は思わず看護の現状を嘆く私たちと違って現実を受け止めている弟さんに感激した。

そして、両親が亡くなった後空き家にしていた故郷の実家を貸し出すため、実家の整理をしているのだという。その時、弟さんの妻は「実家の掛け軸は私が欲しい」と言ったという。掛け軸にはぼたんの花が描かれている。そのぼたんの花の、何が響いたのだろう、それを手元に欲しいと言ったというのである。友人は「その掛け軸のぼたんの絵は、他の画家のものとは全然違うのよ。私が見てもそう思った絵なの。何かが奥さんの心の奥を突き動かしたみたい……」と言った。

そして友人は、本当は研究で哲学を極めたかったという弟さんに「あなたはこれからどうするの?」と聞くと、「哲学を研究して追求する方向もあるけど、僕は哲学を生活の中でやっていくことにしたよ」と言ったそうだ。私は思わず「えー!」と言って、お互いしばし沈黙した。それが〈生と死が日常的にある看護〉の本質的な部分と重なったからだということはお互いわかっていた。現実の不条理な生活、市井の中の哲学。その反対に位置する、研究や理論の世界。

翻って看護は今どういう状況にあるのか。「看護は何かをすること」と表層的にとらえてしまいがちな昨今。そして、それらを加速させるような社会・医療・教育の変化。答えの見つからない深みに入り込んで悩み考え続けるコロナの時代の看護……。電話を切ってしばし考え込んでしまった。

少なくとも看護の概念化の過程では、時に不全感の中での葛藤や痛みが伴う。忘れていたことを再び想起することになるからだ。しかし本当は、その中にこそ、生と死を通して探究する現実の中の看護の知がある。看護をする独自性と本質がある。エキスパートナースとは、その深い現実世界に一歩を踏み出した人である。

■看護は標準化を超えて個別の〝その人〟の世界へ進む実践

専門職とそうでない人たちを分けるものは一体何だろうか。学校で学んだ知識の量だろうか。いや、そうではないはずだ。ナースの場合、学んだ知識は技術によって相手に届けられなくてはならない。知識と技術は二つのものを合わせるのではなく、どこかの時点で一つになっていく。経験の量が質に転換する時とは、一体いつなのだろうか。人によってそれぞれ、かかる時間は必ずしも同じではないはずである。経験がどんなに長くても、「いまひとつ、この身をゆだねるには……」と患者に躊躇させてしまうナースもいる。反対に「どのようなことになったとしても、この人に信じて任せていく」とまで思える場合もある。

このように、知識と技術、そして両者をつなぐ信頼関係の成り立ちは、知識・技術、双方の個別な状況によって異なってくる。基本となる原則はあっても、三つを成り立たせる状況は幾通りもある。専門職は、その幾通りもある個別な環境を患者の抱える状況を察知し、身体状況の最適をまるで多数の糸を編み込むように創り出していける人ではないだろうか。スザンヌ・ゴードンが「ケアのタペストリー」といったのは、このことであろう[2]。

医師と看護師の患者に対する知識・技術の提供のあり方を考えてみると、医師は疾患の可能性のあるなしを診断基準に照らし合わせる。合致する点を選択し、最終的に一つの判断に絞っていく、その手法は主として演繹的アプローチである。

一方、看護実践はさまざまな生活背景を持った患者に対応するために、看護の法則性をふまえながら、より健康的な方向に向けて、その人らしい生き方を支援していく、個別のニーズに対応する現場における実践の過程である。それは、帰納的アプローチを中心とした手法であり、どうしても標準化しきれない部分がある。いや、むしろ標準化を踏まえながら、それを超えて個別なその人の世界へと進んでいく。論理学上の帰納法では収まらない〈できるだけ捨象をしない抽象化〉、すなわち現実を切り離さない抽象化にこそ看護の実践の科学の特徴があるのではないかということが、ようやく見えてきた(注1)。

看護現場学（17ページ）は「忘れられない患者の記憶」を具体的にたどることから始める。その記憶を後悔や不全感、時に喜びとともに記述していく。なぜずいぶん前のことを記憶しているのか、そこに何があったのか、自問自答を繰り返していく。エキスパートに至るにはこの概念化のプロセスを「看護観」という実践者としての自身のこだわりを発見する過程があり、看護実践を繰り返す中で、さらに「私の実践論」として新たな知の生成へとつなげていくことが必要である。

■エキスパート力を高めるためには何をすべきか

患者は常に変化し続け、支援する看護師も変化する〝人〟である。その現場は常に動いており、様々な要素が絡み合う複雑な状況の中では、事態は刻々と変化している。その現実の中でアセスメント（動体視力）と看護実践能力（動的対応力）が求められる。前述したように知識と技術は経験を重ねることによって、質的転換を図りエキスパートナースへと近づいていく。それはどのような状況にも対応できるエキスパートな汎用性を持った、専門分化とは異なる統合の知の具現化としての行動力（能力・技術）である。

その力を高めるためには、できていないことだけを問題解決していくのではなく、できているいることのメカニズムについても〈振り返り〉をしていくことが大事である。

この点をなぜ強調するのか――。それはこれまでの長い看護師人生の中で痛感していることだからである。問題は直ちにあがるが、〈できていること〉については多くが曖昧なままである。そこに問題解決的思考中心の教育における重要なメカニズムが潜んでいる。

経験を継続する中で、どこかの段階で実施した看護（現象）の共通性が見えてくる。多くの実践者は、この段階で明確にせずに次に進んでしまう。重要なのはこの先である。その共通性に名前を付けて言葉で表現することにより、経験は意味づけることができる。忙しさの中で、経験しっぱなしの状況が多い昨今、このプロセスこそ〈看護の概念化〉であり、いま最も欠けている部分ではないだろうか。

看護の概念化については基礎教育でも継続教育でもあまり強調されていない。暗黙知（32ページ参照）の部分が多い、という看護の知の特徴を踏まえ、看護現場において概念化していくプロセスこそが、ナースのキャリア発達の基盤になる。看護の遂行とは認識と実践・行動の一貫性であり、実践したことを他者に伝えることができ、文字で示して残すことまでが「看護実践」であることを再度意識しなくてはならない。それはエキスパートナースにとって欠くことのできない、看護という職業を選んだ者の知の探求、研究者としての必須条件なのである。

以上、エキスパートナース育成に至る看護現場学の基本構造について述べた。詳細は他書をご参照いただきたい。

3　看護実践を導く認識を高めるプロセスとは
――善き看護をめざすための動く現場からの学び

図1は、前述の論理上の「認識論」を超えて、〈看護実践における認識論（私案）〉を試みたものである。看護現場学は、ここへの挑戦である。

少し細かく見ていこう。図2の第一段階は様々な現象の「観察」、第二段階は現象の実体を表す「判断」であり、その実体の表象・構造を表現していく。第三段階は看護の本質、すなわちめざす良質な看護について自らの言葉で表現していくところである。それは、言葉を変えて表現すれば、長い実践経験を経て生成されていく「看護観」である。

看護の現場はさながら、現象の海である。前述のように、さまざまな個別の事象・現象が順不同・無差別に押し寄せる「動的」で「複雑系」の、常に「動く現場」である。

そのような状況の中では、認識は第一段階の一つ一つの現象に追われ、起きている現象の

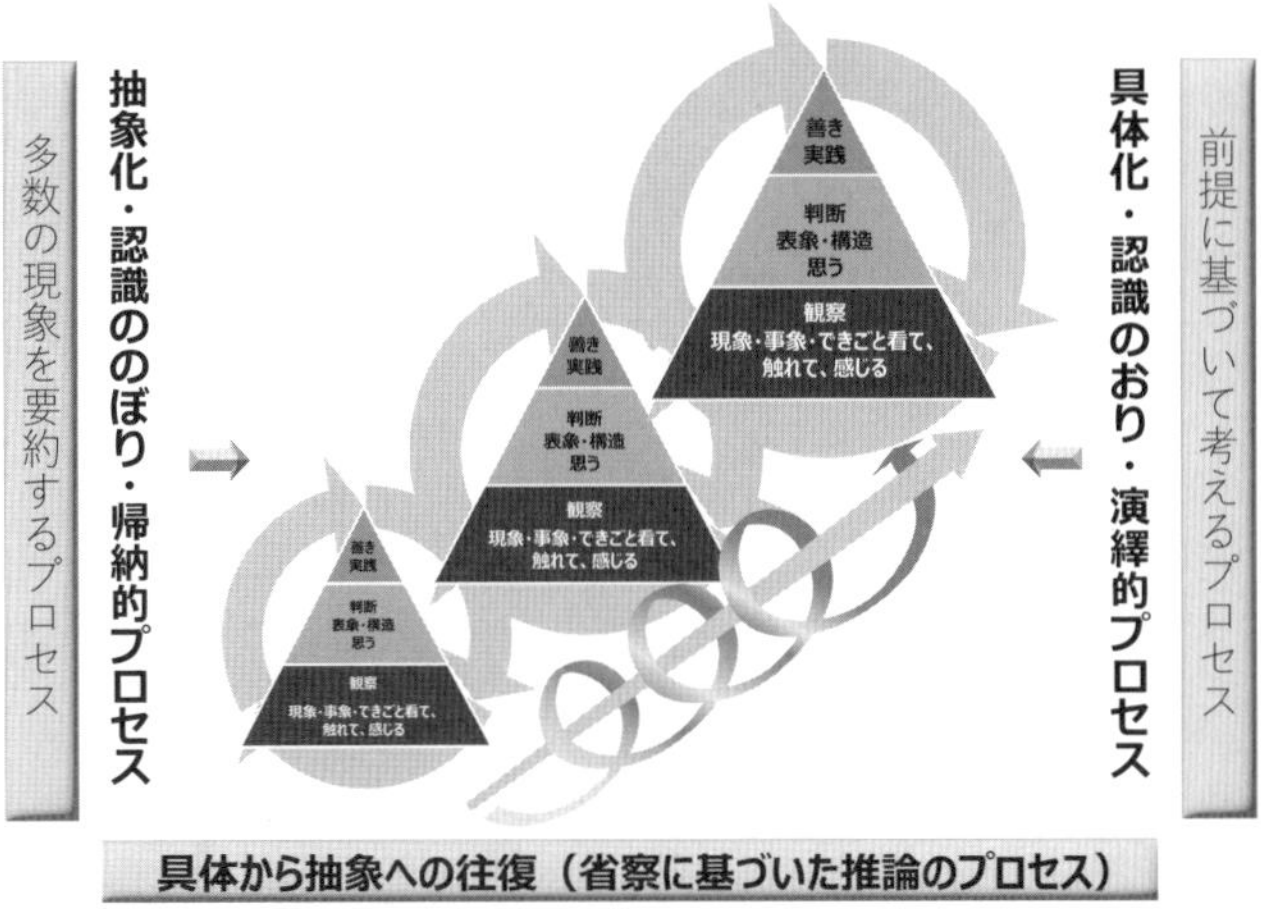

図１　看護実践の認識論（統合知へ）

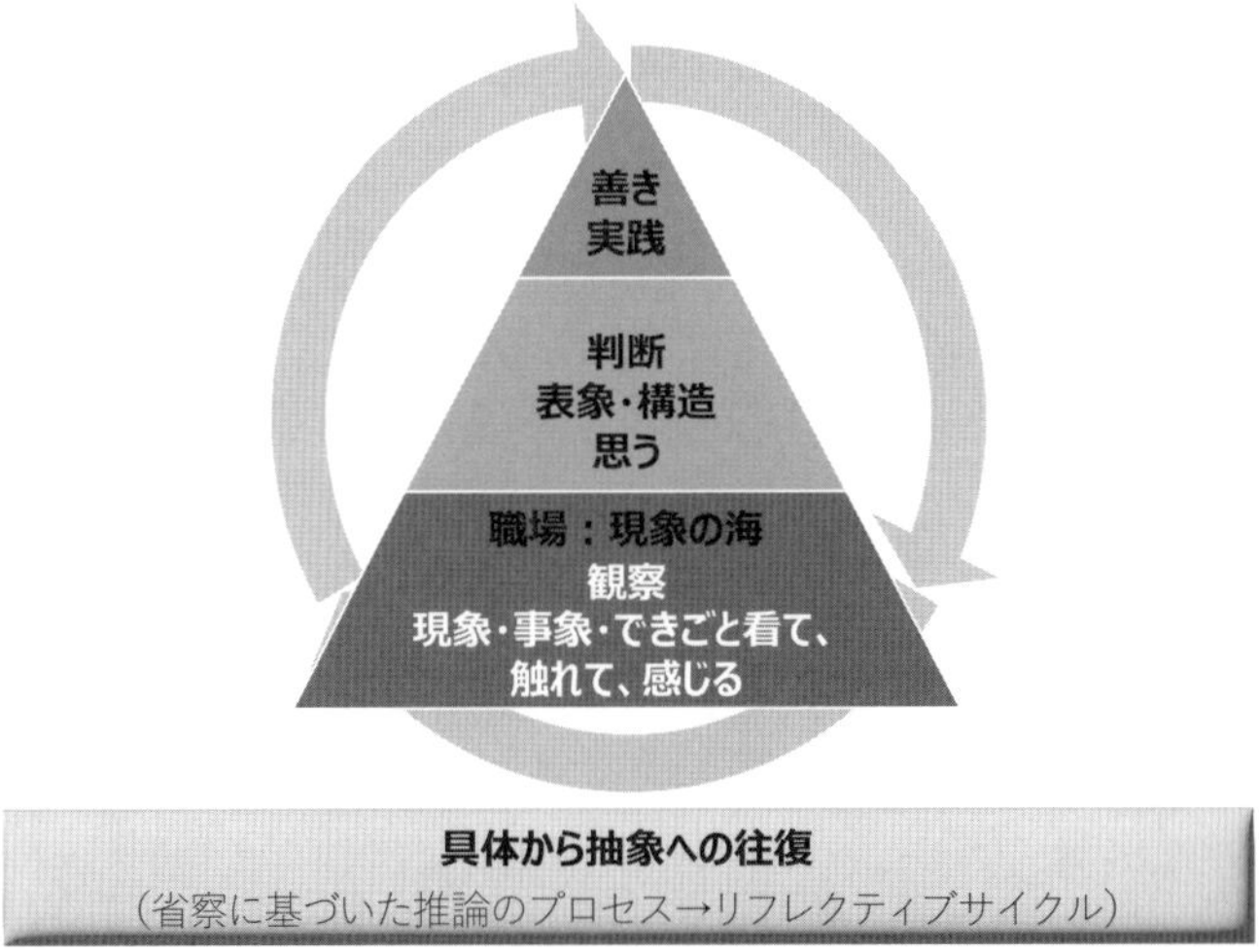

図２　看護実践における認識の段階
（エキスパートナースの知の生成 - 省察に基づいた実践）

実体・構造を捉える前に、次なる現象がやってくる。「現象の海」の波が次々と押し寄せその奥にある共通性（何が起きているのか判断する）にたどり着かない状態である。このモグラたたきを続けているような状況を、問題解決したかのように勘違いしていることが多い。それは本質的問題解決とはほど遠い。

しかし、現象・できごとを看て、触れて感じて（観察）対応していくことを長く続けていると、その共通性が見えてくるようになる。それを「塊《かたまり》」として名前を付けることにより、第二段階の「表象・構造（判断）」の段階に上がる。この段階では塊になって名前付けをされているので、そこで初めて全体的な構造を見渡すことができるようになる。「つまり」「それは一言でいえば」というように説明できるようになる。

そして、第三段階は自分の考える看護の言葉の凝縮された塊、言語化された看護観へと進化発展していく。それは現象・事象を通して考え、判断してきた看護のプロセスであり、自身がめざしたい看護を表現したものになる。

このように、自問自答をしながら、具体的な出来事から抽象化して自分のめざす看護へと言葉を付け、帰納的アプローチを繰り返していくことで、個別、主観的だった認識から視野が広がり深まって、次なる実践へのヒント、仮説となってつながっていく。さらに、抽象化された看護の作業仮説を自らの実践の前提にしながら具体的な事象に照らし合わせて検証し、実践を繰り返してより良質な看護を探求していくのである。

このように、自分の看護実践を認識し、実践し、さらに再認識し、再実践していくというプロセスの繰り返しの中で、より精錬された看護実践となり看護の質は高められていく。それを私は最近「善き看護」と表現している。「良い看護」と「善き看護」との違いは、看護行為の中にはすでに倫理的行為が入り込んでいるからである。この図2は、実践と自らの認識を内省し、検証するためのワークシートである。豊富な知識をもち理論を理解するだけで「善き看護・本質」に向かうわけではない。実践の繰り返し、それはある時間を伴った経験が不可欠である。

4　看護の仲間とともに

看護の概念化は、自らを省察することによってより促進されるが、看護は一人で行なうことはできない。二四時間三六五日、他者・仲間との継続した相互作用があってこそ、概念化や看護の知は促進される。とはいえ、医療安全や新型コロナウイルス感染症のケアや予防などでさらに多忙化している看護現場では、仲間と語りあう時間が以前よりそぎ落とされているのが現状である（それを効率化と言っている）。

このような現場において、自問自答し、もがきながらも仕事を続けるナースたちが、やがてエキスパートナースへと成長していく過程を私は見てきた。それは何人ものナースとの対話の中で、まるで〈発見〉するように立ち現れる。本人が気づいていない〈現象〉を通して、その奥に潜む〈看護の知〉が私と相手との相互に作用しあって始まってくる。「個人」で、そして二人の「対話」を通して、さらには働く仲間との「知の相互作用」を通して、確実に〈看護の知〉の見える化へと変化していった[3]。

次章以降では、自分の原点となる「忘れられない患者さん」とのかかわりから概念化を重ねて、看護観にたどり着き、後輩に自分が大事にしている看護を継承していく三人のエキスパートナースの、実践論としての「物語」を綴る。

〈注〉

（1）D・ショーンは「実践の認識論とは、有能な実践者が行う知の生成」であり、学術書や専門誌にみられる知とは「プロフェッショナルがクライアントとの関係で持つ自律性と権威」で異なる。それは「行為の中の省察に基づいた実践の認識論である」と述べている。

〈引用・参考文献〉

（1）陣田泰子：看護現場学への招待―エキスパートナースは現場で育つ、医学書院、二〇〇六年
（2）スザンヌ・ゴードン著、勝原裕美子・和泉成子訳：ライフサポート―最前線に立つ3人のナース、

三〇五－三〇八ページ、日本看護協会出版会、一九九八年
（3）陣田泰子：リーダー、マネジャーのための看護実践の概念化が身につく看護現場学、八二－八三ページ、メディカ出版、二〇二二年

第1章

瞬時に飛び交う、看護の知

――わかるよ、その思い。看護の道を歩む仲間だから

1　見えにくい看護の知

看護の知は特徴ある知であり、暗黙知によるところが多い。大串は「変換して形式知を共有、という発想にとらわれていては看護の質は追求できない」ので、暗黙知を暗黙知のまま実践・共有する、また暗黙知でも言葉にできる部分は言語化して形式知として共有するなど、日常的に知の実践を高質な意味深いものにしていくかが重要、と述べる(1)。

加えて、知識の形態的な分類とは異なり、効果の及ぶ範囲や程度による分類もあるとして、アリストテレスの五つの分類を挙げている(2)（表2）。

表2　知の5つの分類

●暗黙知主体（文脈に強く依存）
① テクネー（技術的知識・制作知）
② フロネーシス（判断的知識、実践知）
●形式知主体（文脈にあまり依存しない）
① ヌース（知性・基本命題）
② エピステーメ（論証的知識）
③ ソフィア（知恵・哲学的知識）

ここで重要なのは、暗黙知が主体となる看護の知は、①テクネー（技術的知識）と②フロネーシス（実践知、判断的知識）の二つの知と深く関連していることだろう。

フロネーシスとは、善のために意思決定し、行動すべき最善の振る舞い方（創造する行動力）を指す知である。塚本は、フロネーシスはテクネーと絡み合い動くが、テクネーが外にある対象に向かっていく知の獲得であるのに対し、フロネーシスは自己の内側に向かっていると説いている。(3) これは、看護の専門性とは何かを考えていく時の方向を指し示しているのではないかと考える。

つまり、看護の知の特徴は、どのような状況であっても「患者のよりよい状況をめざすナース」でありたいと願い、それゆえに「これでいいのか？」と自問自答し、悩む姿と重なるのである。

ここで紹介するナースも、その悩みや葛藤を「怒り」として表出するところから、私とのかかわりが始まった。

2 「悩む姿」から見えてくる知

■山崎さんがなかなかつかめない――師長・副師長の相談

ある日のこと。師長と副師長が、キャリア開発支援センター長だった私の部屋にやってきた。

「相談があるのですが、いいですか？」「スタッフのことで相談したいのですが……」
「どうぞ……」と答え、話が始まった。
山崎さんは五年目のナース。その病棟では中堅として勤務している。師長は山崎さんに感じていることを「言いにくい」というよりは、「つかめないでいる」ような表現だった。
師長「山崎さんは、何かもう一歩、看護に向き合っていない感じがするんです。……ちゃんとよい看護をしているんですけれど……、なんかうまく言えないのですが……」
私「目標面接もしているんでしょう？　そういう時、なんて言っているのかな？」
師長「面接場面では、もう一歩踏み込んで聞いてみたいと思って何度も話してみるんですが、だめなのです。そこがわからないのです……。何か考えているのだと思うのですが……どうしてもはっきりしないのです。会ってもらうことはできますか？」

■社会人からナースへ——もっと深く人とかかわりたいのに

一、二週間が過ぎて、山崎さんは部屋にやってきた。一通りこれまでの様子を聞いた。社会人経験者だった。
私「社会人経験をしてからナースになるって、相当大変でしょう？　どうしてそこまでしてナースになろうとしたのかしら？」

山崎「最初に就職した会社に七、八年いて、あるときナースになろうと思ったんです……高校時代の同級生が二四歳で職を替えてナースになったことも関係しているんです。自分も、このままこの仕事を続けていくのかな、と考え始めて……」

話しにくそうな感じではあったが、少しずつ話し出した。

山崎「看護にも興味があったし、それまで会社の状況も黒字と赤字を繰り返していたけど、安定してきて、『動くなら今だ』と思ったんです。……その時、二七歳でした」

「看護学校時代は、勉強は大変でした。実習も何か所も行きました。自宅から遠かったので睡眠時間も五、六時間でした」

私「大変だったね。どうして会社を辞めてそんな大変なナースの仕事を選んだの？」

山崎「人とかかわる仕事だったからです。前の会社も人とかかわる仕事ではあったけど、もっと深くかかわる仕事って何だろう、と思ったんです。人間の本質を見られる仕事ってなんだろうって」

「病気になった時って、『その人』が出るでしょう。『その人』の力になりたい、と思ったんです」

このあたりから「前の仕事を辞めてまでも、人とかかわる仕事につきたかった」ということがわかった。しかも、病気などのその人自身が表現されるような大変な時に「その人の力になりたい」、さらに「人間の本質を見られる仕事」と思ったということは、相当な思いもエネルギーも持っていたはずである。

私「苦労してまでもナースになって、役に立ちたかったんだね……」

山崎「うーん、何だろう、役に立ちたいというのとは違う。その言葉は、好きじゃないです……。感謝されたいということでもない。その人の不足しているところに少しだけ手を差しのべたいというような感じです……」

この言葉を聞いて、人とのかかわりについては、自分なりにとても大事にして、こだわりを持っていることがわかった。

山崎「人には深く入り過ぎないようにしているんです。入り過ぎると持っていかれそうになる、たぶんそうなるから！」

私「それでも、人とかかわる仕事を選んだのね？」

山崎「人とかかわるのが苦手で……弱いので、飛び込んだんです……」「自分は壁をつくっている。弱い部分を見せるのが苦手……悩みも人に言えないんです……」

私「人とかかわる仕事をしたいけど、したくない……のね。葛藤しているんだ……」

山崎「うーん、わかっている。悩んでいる。仕事ができているなんて一回も思ったことはないんです！　業務としてはできているけど」

山崎さんの語気が強くなってきた。そして涙ぐみ、つぶやいた。

山崎「こんなこと、言うまいと思って来たのに……おかしい……」

「ほめられるのは苦手です！　姉ができる人だったから、できない私は無理しなくていいんだ、自由にやろう、と思ったんです」

「できない時は諦めてしまう。誰かに勝ちたい気持ちがないんです。負けず嫌いな気持ちはない……向上心がないんです」

■「本当はもっと……」──本質が見えた瞬間

そして、私生活のことを話し出した。

山崎「仕事は家に持ち込まず、仕事モードを切っています。オン、オフはできます」

本当は、言っていることと反対のことをしたいのかな、ということが見えてきたので、こう聞いてみた。

私「よいナースになりたいんだね、山崎さんは」

山崎「それはあります。力になりたい自分がいることは認めます」

反対しないのが、少し意外だと感じた。

私「じゃあ、それに向かって何をやればいいのかな？」

山崎「目に見える結果は出していないので……目に見えるようには、やってない！　何もしてない、向上心もない、研究もしていない。やっている実感はありません！」

もしかしたら、見える形にしたり、評価されるためにやっているのではない、と反応しているのかもしれないと感じたので、違う角度から聞いてみた。

私「そう？　じゃあ、今までに『看護をやってよかったな』って思った時あった？」

山崎「小学校の同級生の母親が、がんで私の病棟に入院したことがありました。はじめは、わからなかったけど、同級生が私に気づいたんです。最期まで看たいと思ったけど、最期の瞬間はいられませんでした。でもそれはショックではなく、最期の時を迎えるまでに手伝いができた、と思えました」

「患者とは話ができるけど、知っている人は苦手なんです。『よくナースになったね』って言われます。弱いところを知っている身内には見せられるけど、職場の人には見せないようにしているんです。でも、いまここでは本心を見せていて……、なぜなのか、自分でもわからない、不思議です……」

山崎さんが自問自答をしながら話し続けたので、私はひたすら聴き続けた。そして、しだいに病院組織の話にうつっていった。

山崎「この病院を辞める人の気持ちがわかる気がします。病院も会社も、人材が一番大事なはず。なのに、人が辞めても何もしない。辞めないような病院づくりをしないのかな？　それができればみんな辞めないのに……もっと体制づくりや病院づくりが必要なのに、手を打ってないって思う！　ナースになって、初めてこの病院に来て、だからわかるんです。いい店にはどんどん人が来るけど、この病院はそうじゃない。

この病院は、ナースを残そうと思ってないのかな？　目標管理制度の評価なんて、いらないって思ってしまいます。上司に気に入ることをやって評価を受けるだけ。自分たちが向上したいって思えることをやっていなくて、『お役所仕事』になっている。何でこの病院は、スタッフに辞めたいと思わせてしまうのだろう？　私も今、病院を変わってみたいって思うんですよ」

私「私も、センター長としてみんなが向上したいと思える病院にしていきたいと思っているんだけど、今そうなっていないってことよね、ナースが辞めていってしまって、それを止めもせず……。

山崎さん、本当は、もっと自分たちが考えるよい看護をしたいのね？」

山崎「本当はそうです……それは素直にあります。もっとちゃんと仕事をしたいんですよ、この病院で……」

「変えたいって思うんですよ……ナースの働き方も変えたいって。これからの時代はナースが大事なのに、ナースが集まらなければ病院がつぶれるという危機感はないのかな。本音を聞かなくていいのかな」

「意見は、上の立場にならなければ言えない。本当は、ナースがこんなに辞めていくのに何も手を打たないこの病院のやり方に、一番腹が立っているのかもしれません。そこを何とかできる仕事に就きたいと思っている自分がいます。マネジメントには興味があるから、その領域の本は読んでいるんです」

「納得して仕事したいんです！」

3　本質が見えるために、どのように問いかければいいのか
――自分を責めてしまうサイクルからの脱却

これだけ聞けば十分だった。

表面上は「仕事に納得していないのでやる気がないように見えるかもしれないが、本当はやりたい」ということが、途中から明らかに見えてきた。山崎さんは〈文句〉の形で現象レベルを相手にぶつけるので、周囲はその怒りのような表現に惑わされて「やる気がない……」「辞めたいんだ……」と思ってしまいがちである。しかし、現象レベルの奥にある〈思い〉はかなり熱く、「よい看護をしたい、納得して看護をしたい」というマグマのような塊が見えてくる。

「本当は○○したい」という本質が見えてくれば、そこに向かって悶々と葛藤している様子も十分わかってくる（①看護の知の交流の中で）。

このような時、重要なことは「そのこと」だけを聞くのではいけないということである。特に社会人経験者がその仕事を辞めて、しかも専門の学校に入り直してまでも、したかったことは何か、という原点が、実は後々まで線となってつながって影響していることが多い。

だからこそ、もがいているのである。

まずは山崎さんの「②本当は○○したい……」という本人さえも気づいていない怒りや葛藤のもとの一つが見えてくると、お互いに少し安心する（「びっくりする」ということもある）ので、③両者でそれを「本人の言葉を用いて確認し合う」（認識の第三段階の「看護の本質、看護観」の確認）。そして、めざしたいことがはっきりしたら、次に進んでいくことを一緒に考えていく。

さらに、④「本当はやりたかったことが今、どうなっているのか」、そして次は「現状や事実の状況、現象レベル」を互いに確認していく。すると、本人が「できていない」と言っていても、「本当はもっとよくありたい」という思いの裏返しとして言っているだけで、⑤中にはできていることがあることがわかってくる。それを確認したうえで、⑥もっとよりよくありたいと思っていることは何かを、会話を通して探っていき、お互いの中で〈見える化〉していく（共同で概念化していく）。

山崎さんは「本当はもっと踏み込んで相手の中に入りたい」「相手ともっとよりよい関係を築きながら、業務でない看護へと向かっていきたい」と胸の奥で思っている。その思いが、「業務としてはできているが……」という言葉になって表現されていることがわかる。

整理すると、表3のようになる。

表３　本質が見えるようにするための聞き方

① 面談の場を、看護の知の相互作用の場にする（上下関係でも、問題解決でもなく、看護についてともに悩み考える仲間として語り合う）。
② 会話の中で「本当は、どうしたいのか」が見えてくるようにする。
「今この問題を……」という「点」で捉えると全体像が見えないので、「線（プロセス・文脈）」で捉えられるように、「ヒストリー」として自然に聞いていく。その原点がどこなのか。
③「本当は○○したい」ということが見えてきたら、本人の言葉を使ってフィードバックしながら確認する。
④「本当はしたかったこと」が、いまどのような状況であるか聞いていく。
⑤「できてない」という表現が多くなるが、「もっとよくありたい」という言葉をいったん横に置くと、「そこそこできていること」が表現されるようになる。そこで、「それは、できているのね」と確認し合う。
⑥「もっとよくしたいことは何か」について、焦点をあてて対話する。

悩んでいる人や問題を感じている人は、無意識であっても「本当はこうありたい……」という認識の第３段階・本質レベルを認識しているので、そこに達成できていない自分を責めてしまうサイクルを回してしまう。まずは「めざす目標を持っているんだね」と一安心してから、「私たちは神様でもスーパーマンでもないから、できない時もあるよね……でもめざす目標に向かってこれからどうしようか」というところから、出発する。

4　何が起きたのか、それから

その何日か後、相談をもちかけてきた師長から「山崎さんにいったい何をしたんですか?」と聞かれた。その後の山崎さんの様子が、以前とまるで違ってきたというのである。苦痛そうな表情も和らぎ、仕事に向かう態度が柔らかくなり、何があったのか、不思議だと言う。

私は師長に、話した。

「特に何もしてないわ。とにかくひたすら聞いたのよ。そうしたら、怒りかと思ったことが、途中から『本当はもっとよい看護したいんだ』という気持ちだってわかったのよ。

山崎さんは、自分のことで悩んでいるのではなく、辞めていく他の人たちのことを何とかしたいって思っていたの。それは怒りでも文句でもなく、『そのことがどうにもならない、どうにもできない自分』に怒っていたの。私は、その苦しみと悲しみを少し何とかならないかなって、一緒に考えただけよ」

そして、こう伝えた。

「でも、一番大事なことは、山崎さんのことを何とかしたくて、いろいろ試みたけれど思うようにならないと思った師長と主任たちが、揃って私のところへ相談に来た、ということよ。

すべての始まりはそこからだったんだから……」

師長は、涙ぐんでいた。

◆

一年後、「どう？　山崎さんは？」「元気で頑張っています……」と師長。

二年後、「どう？　山崎さんは？」「すごく前向きにやっています……」と師長と主任。

そして三年後。山崎さんと、ある研修で再会した。その後もこの病院で仕事を継続してやっていくということが、その研修への参加ではっきりと見えた。あの三年前のたった一回の面談以来、初めて言葉を交わした。

私「何が、山崎さんを変えさせたのかしら？」

山崎「あの面談では『辞めることはいつでもできるけど、そんなにいいところばかりの職場があるわけではない。今まで築いてきたことがゼロにはならないかもしれないけれど、違う環境でやっていくのはそう簡単なことじゃない。それは覚悟していくことね』というようなことを陣田さんに言われたんですよね。この環境で学べることはしっかり身につけて、そのあと他に行くこともできるのだからって。あの面談が終わってから、『じゃあ、自分は今まで何を蓄えてきたんだろう』って思って……。まだやることをやってないって気づいたんです」

山崎さんは、三年前の面談の時とは表情もぜんぜん違っていて、はじめは山崎さんだと気づかなかった。満面の笑顔だった。当の私は山崎さんから言われても、「そんなこと言ったっけ?」と、話の詳細は忘れていた。

三年前の面談の時に、山崎さんがマネジメントに関心があることがわかったので、ある資料を渡した。ある有名な大きな会社が、成果主義（目標管理）から「内省と対話」へとシフトチェンジしたというものだった。企業のマネジメントも時代の変化で変わってきている。どのような流れで話したかは定かでないが、私はこんなことを言った気がする。「管理者になると、それまでのように受け持ちの患者さんの直接的な看護ケアは少なくなり、それを嘆く人も多い。しかし、管理の仕事は病棟全体の患者さんや職員の働く環境をよくして、患者さん全体によい看護が行き届くように仕組みづくりをすることだから、仕事の役割は違うけど、ゴールは一緒なのよ」と。

実は彼女は、チームの、病棟の、いや、もっと多くの看護師たちがいきいきと働けるような職場にしたいという看護マネジメントの根幹について、悶々と葛藤していたのだった。

九〇分間の面談で、何かが、互いの中で呼応したのである。

〈引用文献〉

（1）大串正樹：ナレッジマネジメント─創造的な看護管理のための12章、六三ページ、医学書院、二〇〇七年
（2）前掲（1）、一九八ページ
（3）塚本明子：動く知フロネーシス─経験にひらかれた実践知、一四ページ、ゆみる出版、二〇〇八年

第2章

時間経過の中で育まれる看護の知

——一二年という時間の中で再生に向かう時

1　それは、ある看護学生の実習から始まった

■実習の様子を伝えにきた師長

二〇〇六年、当時、看護部長だった私に、ある師長から電話があった。

「いま実習している看護学生のことで、伝えたいことがあります。行ってもいいですか？」

ちょうど何も予定がなかったため、「どうぞ」と言って電話を切った。

間もなくやってきた師長は、二、三枚の紙を持っていた。「これ見てください」と手渡された紙には、学生の細かい字がぎっしりと書かれていた。

「学生がすごくいい実習したんですよ」

師長は紙を見ずに話し始めた。どうやら看護学校の三年生の最後の実習での出来事だったようである。

ある学生（今野さん）の受け持ち患者が、実習中に亡くなり、学生は実習開始三日目で患者の死を経験することになった。亡くなったあとのケアについてどうしたらよいか、病棟側も悩んで学校の教員と相談し「学生の希望を聞いてからにしよう」と決めた。学生に聞いて、

〝最後までやりたい〟という気持ちがわかり、看護師とともに死後の処置に入ることになった。処置は無事終わり、数日後にデスカンファレンスを行なった。その時の学生の振り返りとレポートに、師長自身が感動したようだった。

「すごい実習だったね。学生も頑張ったんだね」

師長の興奮の理由も、その話からわかり、師長はひとしきり話して帰っていった。細かい字で書かれたレポートを、二、三日読まずに机の上に置いたままにしていたが、「整理する前に読まなくては」と思い、手に取った。「う〜ん」とうなったかどうかは忘れたが、そのような気持ちだったことは覚えている。「すごい実習をしたのだな」とあらためて感じたが、大事なことを伝え忘れていたことに気づき、師長に電話をした。

「この前の看護学生のことだけど、言い忘れたことがあるから、今来られるかしら?」と言うと、「わかりました」とすぐにやってきた。

「学生のことは話してもらったけれど、このすごくいい実習って、あなたの病棟の死後の処置の時のことよね。この実習は、あなたの病棟の実習よね。そこで患者さんが亡くなったので『死後の処置』という看護を通してこの学生が学んだのよね。患者さんが亡くなった時の看護師の看護の思いと技が、学生に伝わったんだよね……。いい看護しているね」

師長は、一瞬きょとんとした顔だったが、すぐに満面の笑みになった。「そうですね。ありがとうございます」と気恥ずかしそうに言った。

今野さんのレポートを以下に記す。紙面の都合上かなり省略したが、この時点が学生だった今野さんの現在に至るスタート地点であるので、少し長いが、紹介する。

■学生の時・実習で体験したはじめての死――今野さんの文章から

〈最後の日〉

今日はとにかく一日がとても長く感じた。

朝、ナースステーションに入ってAさんを見ると昨日よりも呼吸が苦しそうだな、と思った。昨日までは肩を使って呼吸していなかったのに今朝は肩を大きく動かして呼吸をしていたし、Aさんもしきりに「はー、苦しい」と訴えていた。それでも朝の挨拶で「今日もずっとそばにいさせていただいてもよろしいですか?」と聞くと、「そばにいて」と言った。(中略)それからまもなくして血圧、酸素飽和度が低下して酸素を投与することになった。……自分はどうなったのかわからずAさんの手を握っていた。看護師さんが点滴をつなげるので一度手を離そうとしたら、Aさんがぎゅっと自分の手を握り締めて離そうとしなかった。

Aさんの奥さんは、Aさんのためにお味噌汁を作っていたそうだ。急変の知らせに気が動転している様子だった。私はAさんが手を握り返してくれたことを伝えて手を握ってあげるように話した。医師からのレスピレーターをつなげるかどうかの話は、Aさんの生死を左右する大きな決断で、すぐに返答することは困難であり、どちらを選択してもつらいことだと思った。そう思ったら自分の手が奥さんの背中にあってさすっていた。

〈亡くなったあと〉

最後に、病棟看護師とともにエンゼルケアを一緒にさせていただいた。これまで見たことのない穏やかな表情で身体も温かかった。今にも目を開けそうで、亡くなったことが信じられなかった。今日、朝は声をかけると笑顔が返ってきたのに、今は何も返ってこない。処置の間、看護師さんはずっと声かけをしながら行なっていた。亡くなっても一人の人間としての尊厳が保たれていることを実感した。

側臥位になった時、鼻などから黒色の血液が大量に排泄された時は驚いたが、看護師さんが言われたとおり、Aさんはものすごく苦しかったんだなと思った。今日は清拭、顔拭き、髭剃りを計画していて、できなかったので、そのケアの時に実施し、きれいなAさんになれるように髭を剃った。

家族にとってAさんを亡くした悲しみはとても大きく、到底自分には理解することはできないと思う。しかし、家族の力でAさんがここまで頑張れたことや、Aさんが苦しみから解放されて安らかな眠りにつけたことを家族に伝えていくことはできると思った。自分なりに伝えていきたかったけれど、自分の感情をコントロールしきれなくて、涙が溢れて伝えることができなかった。（後略）

〈これから〉

Aさんにとってこの三日間は、とても痛くて、苦しくて、眠れなくて、不安で、つらい時期であったと思う。それでも私の問いかけやケアの実施後に感謝の気持ちを伝えてくださったことや、挨拶の時に笑顔で応対してくださったことがとてもうれしかった。つらい時でも相手の気持ちを考えられる素敵な方であった。私もどんな時でも相手の気持ちを思いやれる人になりたい。

看護学生として、最後の二週間実習の中でたった三日間という短いかかわりであったAさんから、多くの学びを得た。看護の対象は患者さんだけでなく、その家族の方々にも目を向けてかかわっていくことの重要性や、疼痛が薬で緩和される以外に、看護者がそばに付き添っていることでも緩和されることを目のあたりにみることができた。そして家族の与える影響の大きさ、疼痛の緩和、家族の促しで食事が摂取できたことなどを学ぶことができた。私はAさんと家族の方に感謝の気持ちでいっぱいだ。

この三日間の出来事と感じたことは、絶対に忘れたくない。今日は悲しかったけれど、Aさんの一日一日を大切にしてかかわってきたように、これから患者さんに対して一日一日を大切にしてかかわっていけるようにしたい。


その後、この文章（全文）をある雑誌に投稿し、その雑誌ができあがった時に今野さんに渡した。

今野さんはその後、当院に入職した。以後、私は特別にかかわることはなかった。

2　二年目の再会――とたんにくもった表情

二年後、私は看護部長から統括看護部長兼ナースサポートセンター長へと異動になった。

今野さんは新卒の一年間、いったいどのように過ごしたのだろうか。どうしても気になり、会いたくなった。病棟師長に話して、久しぶりに会うことになった。二年目になったばかりの時期だったと思う。今野さんは緊張の面持ちで部屋に入ってきた。

「元気でやっている？」と声をかけた。

「なんとかやっています……」

笑顔だったが、気のせいか少し元気がない様子だった。そして「学生の時のあの受け持ち患者さんのように、一年目の時の忘れられない患者さんいる？」と問いかけてみた。彼女の顔がとたんにくもった。びっくりして、そして悲しそうな顔をした様子を見ながら私は伝えていた。

「一年目のこと、書いてみてくれる？」

新卒の時期なのだから、元気がないのは当然といえば当然であるが、このままにしてはいけないような気がして、思わず口をついて出てしまった言葉であった。

そして、その一か月後に持ってきてくれたのが、以下のレポートだった。

■卒後一年目の時――今野さんの文章から

〈日々の膨大な業務に追われて〉

一年目が終わる頃、陣田さんから一番印象に残っている患者さんとのかかわりについて聞かれたとき、絶句した自分が情けなくて、「二年目になったら少しは患者さんを看られるようになりたい」と、業務優先から、患者さんとのかかわりを大切にするように心がけてきた。

憧れの看護師という仕事に就いて一年、業務を覚えることに精いっぱいだった。今回このような機会を与えていただいたが、心に残る看護が提供できたという実感はない。限られた時間の中で業務をスムーズにこなすこと、そしてインシデントを起こさないように仕事をするということにとらわれ、患者様の声に耳を傾け、寄り添うことができなかったからである。

看護学校時代、最後の実習で受け持たせていただいた患者様を、私は今でも忘れることができない。患者様は肝臓がんの終末期であり、実習三日目に容態が急変し、亡くなった。この患者様の死＝人生を通して私は多くのことを学ばせていただいた。それは、患者様の「生きよう・生きたい」という強い生命力、家族が患者様に与える影響の大きさ、亡くなった後も人間の尊厳を大切にする看護師の姿勢、そして、前向きで、どんなにつらくても笑顔を忘れない患者様から、私も自分がつらい時でも笑顔で相手を思いやれる看護師になりたいと誓った。

しかし、看護師となり就職した途端に、日々の膨大な業務の中に、この感情は置き去りにされていた。私は患者様を看ていたのではなく、ただただ目の前にある仕事をこなしていただけだったのである。この文を書いてみるよう勧められたのは四月のことであり、就職して一年が経ち、業務の流れにも自分の気持ちにも多少のゆとりが出てきた時期であった。

会話の中で心に残る患者様とのかかわりがあるかと聞かれた時、私は思わず絶句した。その場を取り繕うために何か言おうとしたけれど思い浮かばない。衝撃だった。患者様との出会いは一年間で幾度となくあったはずなのに、と不甲斐なく感じた。私は時間をもらい、後日一人の患者様とのかかわりを思い出した。それは、私が看護師としてはじめてかかわった終末期の患者様であった。

〈Bさんと夫へのかかわり〉

患者様はBさん、六〇代、女性。肝細胞がんにより全身状態の悪化がみられ、その改善のため入院されてきた。

Bさんには夫・娘・孫とごく一般的な家族があり、頻繁に面会に来られていた。Bさんの容態が悪化し個室に移動してからは、とくに夫婦二人で過ごす時間が多くなっていた。ある日、検温で訪室するとBさんは閉眼しており、夫はテレビ鑑賞と、同じ場所にいるものの、二人のつながりを感じにくい場面があった。Bさんと夫は二人で過ごす時間が長くはないことをそれぞれわかっていたはずであるが、Bさんを気遣ってのことか、無言のまま時が流れていた。

この瞬間、先に述べた学生時代の患者様とのかかわりが頭をよぎり、この夫婦二人の限られた時間を少しでも、ともに有意義に過ごしてもらいたいという思いが強く湧いた。そのため、Bさんに今、つらいことは何か聞き、どうしてほしいのか聞いてみることにした。Bさんは下肢の倦怠感を訴え、マッサージを希望した。そのため、私は夫にマッサージを勧めた。夫はマッサージをしながら「どうだ？　気持ちいいか？」とBさんに話しかけた。Bさんからは笑顔で「あー気持ちがいい。ありがとう」という言葉が聞かれた。私が退室した後もマッサージは続き、一時間後のラウンドでも夫はマッサージを続けていた。

残念だが、それが私とBさんとの最期のかかわりであり、Bさんは私が休日の間に亡くなっていった。

〈Bさんの尊厳とは〉

病室のベッドの上という狭く限られた世界の中で、Bさんは何を考えていたのだろうか。Bさんからは死を恐れているような発言を一度も聞いたことはなかった。

しかしながら、状態が悪化していく中でBさんはモニターの装着やバイタルサインの測定に対する拒否があり、断固としてこの思いを通し続けた。Bさんが自然なままで最期を迎えられるようにと、家族からも積極的な治療や延命処置の希望は聞かれなかった。

当初、私の中にはバイタルサインを測ることは義務であり、絶対に測らなければいけないものという思いが強く、Bさんが拒否する理由を考えなかった。また、週一回の体重測定も「計測の日だから当然測るもの」という意識でしかなかった。

しかし、一人の先輩看護師がぽつりと「この患者様はターミナルで、今後も積極的な治療をしていく時期ではないんだよね。それなら体重を測る必要性も低いし、ご本人の苦痛になるだけだよね」と言った。この先輩は消化器内科から私の所属する病棟へと異動されてきた方で、終末期看護の経験が多く、学生時代の最後の実習の時にお世話になった看護師の一人でもあった。

私は自分を情けなく感じた。業務を優先し、患者様の思いを考えていなかったのだと。Bさんにとっては、もはや病院は病いを治すところではなく、人生の整理をするための静かで穏やかな場所である必要があった。Bさんの生きる姿勢・価値観を大事にしてかかわっていかなければいけないと思った。

それからは、バイタルサインを測定する前に、昔の話などをいろいろと聞いていくことにした。

〈私の看護の志〉

患者様とのかかわりは、いつどのような形で最後になるのかわからない。病室に入りベッドが新しくきれいに整っていると、自分のかかわりを振り返る。私からみると大勢の患者様の中の一人であっても、患者様とその家族からみれば、たった一人の担当看護師であり、忙しいからという言い訳や妥協は通用しない。

Bさんの夫は、衰弱したBさんを前に何を思っていたのか。沈黙という中で気持ちを整理していたのかもしれないが、マッサージを一時間以上続けていたように、夫は「少しでもBさんを楽にしてあげたい、Bさんのために役に立ちたい」という思いをもっていたはずである。患者様の一番の支えは家族であるが、家族もまた支えが必要になる時がある。

だから、家族の心情を察し受け入れ、手助けすることも看護師の役目となる。高校生の時、私は患者の家族という立場でこのことを実感した。残念ながら、その時の看護師からは大切な家族が今どういう状況なのか教えてもらうことができなかった。どんなに些細なことでもいいから家族は患者のことを知りたいし、力になりたいと願っている。

医療者が架け橋になり、患者様が少しでもその人らしくいられるように介入していくこと、また家族にも目を向け、家族がいつでも患者の支えとなれるような気持ち・体力をもっていられるようかかわっていくことが大切である。

最後に、私が大切にしていきたい看護の志は、どんな時でも笑顔で相手を思いやれること、そして家族の支えになること。患者様とのかかわり一つ一つをていねいに行ない、看護の技をどんどん磨いていきたい。また家族の支えとなれるよう、家族看護の勉強も少しずつしていきたいと思う。

3　三年目のやりとり――「その人らしく」への問い

その後も、二年目の彼女が気になっていた。新卒の荒波にもまれて溺れそうになったまま、二年目を過ごしているのではないかと心配になっていたからである。思い切ってメールをしてみた。その返事が来た。

■卒後二年目の時――Cさんのケアから感じたこと

私は、毎日元気に過ごしております。救命センターでの研修も一月末まででしたので、二月より内科へ戻る予定となっています。

この一年は、私にとって大きな挑戦の年でした。異動はもちろん初めての経験でしたし、異動先には同級生が一人もいない状態で、附属看護学校を卒業した自分にとっては、いつも周囲に同級生がいるのが当然のことだったので、人間関係・環境の変化に順応するまでに多くの時間とたくさんの方のサポートをいただきました。また、見たことのない疾患や治療、ME機器の管理など、参考書とにらめっこする日々が続きました。

病棟では、ターミナル期であっても死を迎えるまでにはある程度の時間がゆっくりと流れていましたし、病気が治癒して元気に退院していく患者様の姿を見ることのほうが多かったのですが、救命では毎日のように突然の事故や心肺停止によって死を迎える患者様や、そのことを受け入れざるを得ない家族がいること、脳神経系疾患で後遺症と一生付き合っていかなければいかない患者様、自分の感情をうまくコントロールできないために何度も薬を多飲して運ばれてくる患者様などを目の当たりにし、日常の生活が簡単に壊されてしまうことの恐ろしさを実感しました。また、自分自身が健康でいられること自体が素晴らしいことであると、改めて思えるようにもなりました。

〈Cさんのこと――最期までその人らしくいられるということ〉

さて、臨床の場に出て、あっという間に三年の月日が経過しようとしています。一年目が終わる頃、陣田さんから一番印象に残っている患者様とのかかわりについて聞かれたとき、絶句した自分が情けなくて、二年目になったら少しは患者様を看られるようになりたいと、業務優先から患者様とのかかわりを大切にするよう心がけてきました。

そのような中で、二年目の夏に出会った患者様Cさんとのかかわりが、学生の頃に受け持たせていただいた患者様Aさんと同じターミナル期の患者様であったため、記憶に残っていました。

家族背景としては、小学校一年生の息子さんと夫との三人暮らしであり、キーパーソンは夫。Cさんの実家は鹿児島と遠く、入院から二週間程度、Cさんのお母様が息子さんの面倒をみてくれていましたが、その後は夫が仕事と家庭と看病を引き受けていました。Cさんは四〇代、女性。胃がんの発症から一年程度で末期の宣告をされていました。在宅療養を希望しており、目標は息子さんの夏休みまでに退院することでした。

Cさんは弱音を吐くことなく、医療者にはいつも気をつかい、笑顔でした。入院から数週間が経った頃のある夜勤の時、普段はほとんど自らナースコールを鳴らすことはなかったのですが、Cさんから疼痛の訴えがあり、頓服薬を内服しました。私は背中をさすり、ともに時間を過ごしていました。

しばらくして、私はCさんに、「なぜ自分が病気になったのかと恨む気持ちや、子どもと一緒に暮らせないさびしさやつらさ、夫への申し訳なさなど胸の中に処理できない思いがたくさんあるのではないか」と話しかけました。Cさんは沈黙の後に涙を流し、子どもの成長をもっとみたいし、やりたいことがたくさんあることを打ち明けてくださいました。

Cさんにこのような質問をした時、他人の私がここまで踏み込んだ質問をしていいものか迷いました。普段から病気の話はほとんどしない患者様であり、余計にCさんの不安を増大させてしまうのではないかという迷いもありました。しかし、私が聞き手になり、話しやすい環境をつくることで、少しでも胸のつかえを和らげることができればと思い、思い切って話を聴いてみることにしました。

Cさんからの素直な思いを聴くことができたことで、夏休みまでに退院するという共通の目的をもって、スタッフ全員が在宅での麻薬の管理の仕方や点滴の混注方法などの退院指導を行なっていきました。

その後、疼痛のコントロールもつき、患者様は予定どおり夏休み前に退院することができました。退院当日、Cさんからは「今野さんに出会えて、退院の日に送られてよかった。本当にありがとう」という言葉をいただきました。感謝の気持ちを伝えてくださったことがうれしかったことはもちろんですが、学生時代に誓った信頼される看護師になることという目標に近づくことができたことがそれ以上にうれしかったです。

しかし、残念なことにそれから数か月後に再入院となり、その後、亡くなられました。再入院のときは他病棟であり、担当医師から話を聞いて一度面会に伺いましたが、持続的な麻薬の使用やせん妄状態で鎮静剤の使用や抑制も施行されており、表情は以前と全く違い、声をかけてもわかってもらうことができませんでした。

抑制をされているCさんを見た時、最期までその人がその人らしくいられることがどういうことか考えました。病院での生活、痛みを緩和するための麻薬の使用、急変時にいち早く対応するためのモニター、転倒からの危険を守るための抑制、全てCさんにとって必要なものではあったけれど、Cさん自身が何を大切にし、最期をどのように迎えたいのかという思いを知らなければ、Cさんがその人らしくいられることは難しいことだと本当に思いました。

これを読んで、今野さんは学生時代に心に誓ったことがよみがえり、大切にしたかったことに、いま向かうことができているように思えた。

4　一一年目の出会い——セルフケア看護研究会

今野さんがセルフケア看護研究会に入ったことは聞いていた。当時、淑徳大学の大学院でも働いていた私のもとに、院生を通してセルフケア看護研究会のお知らせが舞い込んだ。そこで今野さんが発表することを知った。以前、この研究会に出かけたことがあったので、久しぶりに参加することにした。

何年ぶりかで会う今野さんは、いつもの恥ずかしそうな表情もあったが、以前とは明らかに違っていた。発表を聞いて、その自信と、何かを確実につかんだことがはっきり見えた。

発表資料の冒頭に、今野さんはセルフケア看護研究会に出会うまでの状況や葛藤を記していた。以下に紹介する。

■一一年目の今野さん：研究会での発表（一部抜粋）

「セルフケア看護研究会」[*1]への参加―SCAQ[*2]との出会い

・私には患者が人生の最期を迎える時まで「その人らしく」いられることを大切にしたいという思いがあった。「セルフケア看護研究会」に参加して……患者が「その人らしく」いるためには、患者自身が「どうありたいか」を知ることが大切だと知った。

・糖尿病センター異動後、患者に対して指導をしなければならないという思いが先行していた。

・糖尿病患者に対してSCAQを用いた支援を行なってみると……これまで見えていなかった患者の生活や療養に対する思い、頑張りが見えた。

対話を通して糖尿病患者さんに対して自分が抱いていたイメージ（自己管理ができない、しない人）が払拭され、患者さんの立場や生活が見えた。

患者さんが生き生きと自分の生活や疾患・治療への思いを話してくれた。糖尿病患者さんがいとおしくなった。そして、支えていきたいと思った。

そして、患者さんのその人らしさを支えるためには、患者さん自身がどうありたいかという思いを知ることが大切であると感じた。

「これはすごい、とにかくすごい。看護ってこんなに楽しかったんだ」。この思いを病棟の人たちに伝えたい、と思った。

こうして退職寸前だった私が、コアナースとして歩き出しました。

＊1　セルフケア看護研究会：URL https://square.umin.ac.jp/self-care/

＊2　SCAQ：セルフケア能力を査定する質問紙（Self-Agency Questionnaire：SCAQ）で、セルフケア看護に活用できるツールとして開発された。SCAQは、五つの構成概念【健康に関心を向ける能力】【選択する能力】【体調を整える能力】【生活の中で続ける能力】【支援してくれる人をもつ能力】をもつ、三〇項目からなる質問紙。

5　一二年目――今野さんがつかんだもの

以下に紹介するのは、一二年目の二〇一八年、今野さんがある雑誌に書いた文章（抜粋）である。

■ある中堅看護師の成長とその支援

看護師として一二年目を迎える現在、私は、看護師という仕事にやりがいを感じています。看護師の仕事に魅力ややりがいを感じられるようになったのは、臨床経験五年目からであり、多くの人と出会い、看護について語る機会ができたことがきっかけでした。それまでは、日々の忙しさに流され、疲弊感だけが蓄積していました。解決策を見つけることができない日々が続き、退職も考えていた時、当時の副部長と面談を行なう機会があり、ある終末期患者とのかかわりについて話をしました。

患者は食道がんの終末期であり、疼痛コントロール目的で入院していました。患者からは、全身状態が悪化し、歩行が困難になってからも、おむつは使用したくないという思いが強く聞かれていました。患者の意向を尊重し、亡くなる前日までおむつの装着をせずに過ごせるよう介入した事例でした。

副部長との面談の中で、なぜ自分が患者にそのケアが大切だと思ったのか質問を受けました。私は、自分の思いを言葉でうまく表現することができませんでした。そのため、学生の頃から、最期まで「その人らしく」過ごせるように支援したいと思う気持ちがあったことだけ伝えました。副部長は、「セルフケア看護」という概念を用いて、私が大切にしてきた看護を語ってくれました。この面談を通して、他者と実践した看護を振り返ることの大切さと看護の概念化について学びました。

その後、病院内で「慢性疾患看護専門看護師」「糖尿病看護認定看護師」の資格を持つ看護師とともに働くようになり、日々の中で患者とのかかわりについてディスカッションする機会が増えてきました。ディスカッションを通して、糖尿病看護や慢性期看護、そして看護について語り合うことの楽しさを実感するようになってきました。

ある時のディスカッションで、糖尿病教育入院を繰り返すDさんへのかかわりが印象深く残りました。入院後、Dさんと面談を行ない、血糖値悪化の要因は、食事のみだれであることが明らかでした。そのため、近所に住む娘に食事療法をサポートしてもらうことを提案しました。Dさんは、孫の成長を見ることが生き甲斐であり、「孫と一緒に食事をすることで楽しみも増える」と前向きな発言が聞かれました。退院一か月後、Dさんとの面談で、昼食は娘宅で摂取し、食事のバランスや量に配慮できていることを確認できました。しかし、Dさんからは家族の力を借りていることに気兼ねを感じている様子がうかがえました。

このかかわりについて、専門看護師とディスカッションを行なった際、私は、Dさんが療養行動を守れており、入院中の支援が効果的であったと振り返りました。一方で、専門看護師からは、患者の社会的な側面から「夫、父親、祖父」役割がある中で、単に必要なエネルギー量を摂取すればよいのか、また食事の時間が妻や孫と一緒に過ごす大切な時間であること、娘に食事の準備をしてもらうことへの気兼ねを、自身の立場に置き換えた時、どのように思うかと問われました。

それまで、私は、Dさんの思いに寄り添っているつもりでいましたが、患者に望ましい療養行動を一方的に押しつけ、自己満足していたことに気づきました。Dさんはもともと教師であり、自ら決定していく力が高いため、専門的立場から情報提供を行ない、選択肢を提示することと、そして、生き甲斐である孫の成長を楽しめる関係が続くようにかかわっていく必要があると感じました。また、Dさんへのかかわりを振り返る中で、セルフケア看護とは何かが自分の中で漠然としており、セルフケアという言葉を身体的ADLととらえていたり、患者の「その人らしさ」を強く意識してかかわっていたのは、終末期にある患者に対してであったことに気づきました。

「その人らしさ」を大切にしたかかわりは、患者に関心を寄せ、その人のことを知りたいと思うことから始まる。私はDさんに対して、教育入院を繰り返す理由を知りたいと思い、面談を行ないました。

慢性期にある患者は、経過が長く病院での治療は点にしか過ぎない。模範的な療養方法を指導するだけではなく、患者を全人的に捉え、強みを引き出しながら生活に見合ったかかわりを行なっていくことがセルフケア看護であると考えました。

このように、日々の中で、患者の「その人らしさ」や強みを引き出すためにどのようなかかわりが必要であるかは、実践した看護について他者と語り合い、内省を重ねることで明らかになっていきました。

私は、臨床経験を重ねるごとに、自分の中でさまざまなことが処理できるようになり、業務をこなすようになっていきました。そして、一人前の看護師になったつもりでいました。しかし、自分自身が常に成長していくためには、自分の看護に対して「本当にこれでよいのか」と問いかける姿勢とともに、看護を語り合える相手がいることが重要ではないかと考えます。

日々の忙しい中で、自己のかかわりについて立ち止まることは難しく、振り返るためには、事例を共有し語り合う相手が必要となります。

看護の概念化のプロセスは、看護とは何かを考えさせられるものであり、看護を語り合うことを通して多くのスペシャリストと出会うことができました。今後は、自分の経験を活かし、看護について語り合える風土や関係性を築いていくことで、スタッフ一人ひとりが看護に対するやりがいや楽しさを実感できるようにかかわっていきたいと思います。

6　今野さんの概念化を時間軸からたどる

■学生時代――さまざまな背景が重なり、出発点に

二〇〇六年のある日、師長が看護部長室にやってきたことが、今野さんが「看護の証をつ

かむナース」へと成長したプロセス発展の基点である。誰がこのことを予想しただろう。しかし、見えていたことは「①この学生の感性と学び」、そして「②学生のこの学びに心を動かされ、病棟師長が看護部長に届けたい、聞いてもらいたいと思った」こと、そして「③看護部長として私がいた」ということである。看護学生の行為から始まったように思えるが、実はそれ以前のことに気づくことが一番の重要な点である。

看護の証をつかむのは、いうまでもなく、実践者本人である。しかし本人自身も「実習」として考え、記録したまでである。その事実を「学生の実習」という点からとらえるだけではなく、心を動かされ（感性的認識）、伝える、届ける、という行動（認識に導かれた行動・実践）を起こした人がいる。その人も、実は非常に重要な成長プロセス（基点・出発点）を担っていたことを、意識していたわけではない。そして両者の思いを受け止めた私自身も、師長の興奮したうれしい思いはわかったが、その意味が見えてくるのは〝徐々に〟であり、結果的に一〇年もの期間をかけている。もう一度、振り返ってみたい。

今野さんが学生時代に書いた記述がすばらしいのは、「状況の事実」と「学生本人の感情の記述」がよく表されていることである。つまり自然な「内省」が素直に表現できている。それが「方法」としての「内省」ではないことは、記述から十分みてとれる。この点が看護学生の実習の重要な「患者との関係を通して自己理解[1]」への質的転換となるポイントだったと思える。[2] それはおそらく本人自身の資質の上に、一年生から三年生に至るこれまでの実習で、学生と教員がともに育んできたプロセスの結果といってもよいだろう。しかし、大事な点は、病棟師長がこの実習を通して「患者理解の喜ぶにたる実習があった」と感動し、「伝えたい！」と行動したことである。

次に、もっとも重要な点は、当然、学生の学びである。

「患者の死」を通して、患者の痛みなどの苦しみ、家族の存在と力など、認識の第二段階へとしっかり上がり、「死後の処置」という、思ってもいなかった看護を通して、一気に「人間の尊厳を守る看護」という認識の第三段階へと上がっている（25ページ図2参照）。死後の処置の間、看護師がずっと声かけをしながらケアしている様子などを「亡くなっても一人の人間としての尊厳がこのように保たれているのを実感した」と書いていることからわかる。この認識の第三段階の「看護の本質」を、死後の処置を通して学生は見抜いた。それは「病棟看護師の声かけ、黒色の血液などの大量排泄を見て〈苦しかったんだね〉という言葉」などの実習環境があったからである。

■Bさんへの看護を通じて

二年目の初めに会ったとき、今野さんは私の問いかけに「絶句した」という。その時の様子は、今でもその場所も状況も浮かんでくる。私の問いかけに驚き、たしか小さな声で「忘れていました」と、悲しそうに言った。この瞬間に「内省」が行なわれたことは、様子を見ていてわかった。それだけでもこの時の今野さんの後悔が十分伝わった。新卒の大変な中、不用意な言葉をかけてしまったかな、と心の中で私の後悔の念があったことを記憶している。

それなのになぜ、私は一年目のことを記述することまで依頼したのだろう？　いま思うに、このままにしてはいけないような気がしたのだと思う。

このレポートでは、「Bさんには夫・娘・孫とごく一般的な家族があり」という表現からも、もう一歩踏み込んでいない状況が見えてくる。しかし、二人で過ごす時間は多くなり、同じ場所にいるものの、「二人のつながりを感じにくい場面があった」と表現している。このあたりから、今野さんらしいまなざしが出てくる。夫婦、家族への看護や患者に与える影響の大きさなどについては、学生時代に学んだ大事な看護である。「学生時代の患者とのかかわりが頭をよぎり（認識）、この夫婦の限られた時間をともに有意義に過ごしてもらいたいという思いが強く湧き」、患者に話しかけ、下肢のマッサージのケアへとつながっていく。

そして、レポートの後半には、「モニターの装着とバイタルサインの測定に対する拒否があり、断固としてこの思いを通し続けた」と、患者がどのように人生の最期を迎えたいと希望しているのかという点に目を向けている。

また、週一回の体重測定の時の先輩の言葉から「看護業務」を優先させるのではなく、「患者の最期の願い」「その人らしい生き方・死の迎え方」を大切にしてかかわらなければならないと内省している。ここから、今野さんの大切な看護の姿勢の形成場面が見えてくる。

■Cさんへの看護を通じて

四〇代のがんの女性。いつも穏やかな笑顔の患者に、たぶん気がかりがあったのだろう。「弱音を吐くことなく、医療者にはいつも気をつかい、笑顔でした」と記述している。現象としての笑顔の奥にある患者の苦しみや悲しみに目が向けられている表現である〈現象〉から、認識の第二段階の〈表象・構造〉の相手の思い、苦しみや悲しみへのまなざし）。今野さんは何かしたかったのではないかと推測できる。

ふだんナースコールはないのに、その日は痛みの訴えがあった。たぶん、Cさんも今野さんの勤務を知っていてナースコールしたのではないだろうか。

そして、今野さんは時間を見て患者へ、家族と暮らせないさびしさやつらさ、夫への申し訳なさなどについて、話しかけた。今野さんは、当時は二年目の看護師である。患者、そしてその家族への思いは、おそらく学生時代の患者の学びがつながっていると思われる。Cさんは涙を流しながら「子どもの成長をもっと見たいし、やりたいことがたくさんあることを打ち明けてくださいました」。今野さんは踏み込んだ質問をしていいのかと迷ったと書いているが、その場の状況からとっさに判断できたのであろう。まさにReflection in action（行為の中の省察）(注1)である。そこから「夏休みまでに退院する」という共通の目標を確認して、チーム一丸となって実現に向くことになって退院となった。「今野さんに出会えて、退院の日に送られてよかった」という言葉になるのである。

数か月後、Cさんは他病棟に再入院となる。今野さんは担当医師からその情報を得るのであるが、医師も交えてチームで行なっていたことが、よくわかる。患者さんに会いに行ったときも、今野さんは、抑制されたCさんの様子に、最期までその人がその人らしくいられることがどういうことか、この状況は患者にとっていいのかを考えた（患者の願いと現実場面を照合して、本質に向かって自問自答している）。そしてCさんの思いを知らなければ、その人らしくいられることは難しいことだと表現している。

■つかんだ「看護の証」

この時、今野さんは経験一一年目になっていた。ここに至るまでに辞めようかと迷うほど悩んだ時期もあったことは、この研究会の中で自身でもはっきりと述べていた。これは自己覚知ともいえる客観視した自己とオープンマインドである。「飛んだな……」というのがその時、聞いた私の率直な感じであった。

彼女は淡々と大学病院におけるセルフケア支援のコアナースとしての活動を報告した。病院の理念、看護部の理念、病棟の状況と演繹的に整理したうえで、「ＳＣＡＱとの出会い」として「患者が人生の最期を迎える時まで〈その人らしく〉いられることを大切にしたい」という思いがあった、と話し始めた。発表のための概念整理がしっかりされていた。そして発表の様子からは確かな自信も表れていた。

新しい職場に変わり「患者指導をしなければならない、という思いが先行していた」と言い、「その研究会の方法を用いて支援を行なってみると、それまで見えてなかった患者の生活や療養に対する思いや頑張っている様子が見えてきた」と「内省・自己分析」を通して事例を紹介した。単に事例報告だけではないことが彼女の特徴であり、それは成長の証である。自分自身の状況と患者の状況との両面が必ず表現されている。

これから先、つまり未来に向けての目標も型どおりではなく、この一〇年以上かけて看護について悶々としてきた今野さんが手にした現時点での「看護の証」であると思った。この時、久しぶりの再会でもあり、私は感動した。これまでの長い時間の中で「熟成」されてきたと感じた。

■もがきを経てやりがいへ

主任を経て、今野さんは副師長になった。このときに書いた文章の冒頭には、重要なことが潜んでいる。辞めたいと思っていることは、実は〝なんとかやりたいけれど〟という自分自身でも気づいていない〈もがき〉のような時でもあるということである。そうでなければ、辞めるという決心は、そのまま進行していくはずである。

何かを求めていたが、自分でもはっきりしないことはどうしようもない。そのような時は、むしろ自分以外の人の方が、話をしっかり聞いていく中で、まさに「表現されている言葉」からその人の「認識」が見えてくる。しっかり聞かなければ「表現された現象レベル」のみで判断してしまうので、〝辞めたいんだ〟ととらえてしまうことになる。一二年前に今野さんの「辞めたい」という言葉を聞いた人は、一二年後の、この今野さんの「やりがいを感じています」という言葉を想像できただろうか。

7　概念化のプロセスを全体からとらえる

前項では時期ごとに述べたので、ここでは全体の流れを通して見えてきたことを整理してみる。

■学生時代の意味——「自問自答の旅」の始まり

今野さんの看護における概念化の出発点は、学生時代の受け持ち患者さんである。「その人らしく生きて、死ぬ」ことの意味を考え、何を支援したらよいのか、という自問自答の旅の始まりとなった。それは、基礎教育時代の臨床実習での体験である。実習という看護基礎教育課程の中で必須の教育であり、その後の一人の看護師のキャリア発達の土台になっていることがわかる。この一〇年余にわたる今野さんの経過を通して、それは文脈となって明瞭に見えてきた。

また、これは師長が実習での驚きと感動を私に届けたことが発端だが、届けたいと思う背景には、風土やトップマネジャーが何をめざしているかということ——実は看護のマネジメントにも大いに関係している。そして実習場所である病棟の看護のあり方、学生への接し方など、複雑に、複合的に絡んだ環境の中で、「実習」という理論と実践の総合学習として展開されたのである。

これは今野さんが一人ひとりの患者さんへの看護をめざして悩みながらも進んでいく、一〇年にもわたる成長物語である。そして、このことが気になって目をそらすことができなかった私自身の看護の探求の旅となった結果、見えてきたことであると考えると、不思議な縁としかいいようがない。

かかわった人々——出会いのタイミングとかかわりの広がり

かかわった人々の中心は、受け持ち患者さんであったことは明白である。看護実践の目的でもある。そして、それ以外にも、その時々でかかわる人々がいる。今野さんの場合、辞めようかと迷った二、三年目〜四年目頃までに影響を与えたと思われる人は、所属部署の直接関係者と遠巻きの人々である。

中でも迷いの最中にいた今野さんに面談した副部長の存在は大きかったのではないかと思える（69ページ）。おそらく副部長は今野さんが悩んでいる様子を把握しており、今野さんの状況も理解して、この研究会の情報提供とアドバイスをしたのではないかと推測できる。そこで研究会に参加し、セルフケアの定義を狭義にとらえていた自分に気づいた。また、臨床現場だけでなく、大学の教員や管理者らの看護への熱意を知り、衝撃を受け、流れが変化していった。このタイミングとかかわりの広がりが、その後の方向を明確にしている。

■看護の証をつかむ――小さな手ごたえの重なりの上に

まずは学生時代に、「患者さんの死」から「人間の尊厳を護る看護」という最も看護教育の基盤の重要な点を基礎教育の段階でつかんでいるということである。ここから次の段階に行くまでが悶々としている。つかんだがゆえに悩むことになったのではないかともいえる。

一年目の事例（Bさん）では、その感度は学生時代には至っていないように思える。しかし、今野さんらしい輝きやこだわりは、Cさんとのかかわりからうかがえる。また、言葉としては多くないが、チームへの広がりや他の病棟に再入院したことを医師から聞いている文章から、医師らとの関係も見えてくる。そして、再入院後、抑制されている患者さんを見るまなざしは、深い内省を経た概念化の場面であり、学生時代を彷彿とさせる。

看護の面白さと方向性が今野さんの中でしっかりととらえられたのは、セルフケア看護研究会についての文章の中に表れている。「……これはすごい、とにかくすごい。看護ってこんなに楽しかったんだ。この思いを病棟の人たちに伝えたい、と思った……こうして退職寸前だった私がコアナースとして歩き出しました」。

この力強い言葉から「看護の証」をつかんだことは明確である。スタッフナースだった今野さんが、主任となり、そして一二年目の文章からは副師長として人材育成に楽しそうにかかわっている様子も浮かんでくる。最後の言葉からは、未来・将来に向かっての目標が描かれている。

一〇年を超える時々のできごとから（現象）、認識ののぼり、おりを通して（看護の概念化）、文脈学習になったことが見えてくる。これは、看護の証をつかんだ時に起きることである。そのためには、このプロセスを看護実践の中で「小さな手ごたえを得る」ことを重ねていくことが重要である。経験の繰り返しのそのどこかで強く実感すること、その過程に〝ふさわしい人〟が存在することなどが「看護の証」をつかむことにつながっている。

◆

一二年間を振り返ってみると、改めて、〝すごい〟と思えてくる。もし途中のどこかで諦めていたら、この「看護の証」は、本人も、周囲の人々も、私自身も味わえなかったことになる。看護の知をそれぞれが大事に育むことは現代では困難ではあるが、どれほど貴重なものかが、見えてくる。

〈注〉

（1）「状況の分析」と「対応のための行為」を流れの中で同時かつ継続的に実行している状態。

〈引用・参考文献〉

（1）坂元了子・頭山悦子編：「看護の概念化」による人材育成―ストレスマネジメントからキャリア開発へ、看護の科学社、二〇一五年
（2）中西睦子：臨床教育論―体験からことばへ、二五四ページ、ゆみる出版、一九八三年

第3章

エキスパートナースの苦悩

——繰り返しの中で研ぎ澄まされる看護の知

この章では、折々で出会った場面から、結果的に長い時間をかけて接点を紡ぐ機会となったあるエキスパートナースとの対話と、その道のりのストーリーを紹介する。

1　研修生だった坂田さんとの出会い

二〇〇二年、日本看護協会管理者研修でのことだった。

当時、私は、管理者研修のファーストレベル、主に主任・副師長対象の「専門職論」という科目の中の「看護論」を担当していた。「理論家の理論を学ぶことも重要であるが、長い経験を持っている実践家は自らの実践論を持つことが重要である」と教員時代の後悔を通して考え続けていたため、引き受けるときに「理論家の理論を説明するような内容ではなく、自己の実践から創り出した自らの理論、実践論を書くような内容でもよいなら引き受ける」と言った記憶がある。私が看護現場学で考案した「看護概念化シート」を用い始めた頃のことである。「自己の看護実践論を書く」という方向性が了承されて、研修は何年か継続していた。

私は二日間の研修を終え、受講生に、課題のレポートを四週間後に提出するように伝えた。

その研修には、当時私が所属していた病院のスタッフも参加していた。

一週間を過ぎた頃だっただろうか、参加者の一人である循環器外科病棟主任の坂田さんから電話があった。「レポートのことで聞きたいことがある」と言う。間もなくして坂田さんは私のところにやってきた。「レポートの件ですが、研修の時に書いた人とは違う人のことを書いてもよいでしょうか?」という相談だった。

私が「研修のとき、随分と書いてあったけれど」と言うと、「いざレポートを書いてみると、一番忘れられない患者さんは、あの人ではなかったことがわかったんです。だから書き直して出してもいいですか?」

「誰を書いてもよいのでかまわないですよ」と伝えると、坂田さんは「わかりました」と言って戻った。

しばらく後、県看護協会からレポートが送られてきた。八〇名近い研修生のレポートを読み、五~六日かけて一人ひとりにコメントを書いていった。

あるレポートを読み進めていくと、坂田さんのものだと気がついた。読み終わって思わず「うーん、すごいな」と思った。書き直したかった「忘れられない患者さん」は、看護学生時代の最後の受け持ち患者だった。研修時の講義と演習後に、課題にそってていねいに事実が書き加えられており、現象の記述がより広がり(認識の広がり)、看護への洞察が深まっていた（認識の深まり）。テーマは「看護師ができること――相手の立場に立つこと」であり、「手術を受ける患者の死への不安に気づけなかった後悔」という記述であった。

以下に、紹介する。

■坂田さんのレポートから――看護学生三年生の時のできごと

看護学生三年生の時、六〇代の男性、大動脈閉鎖不全症で大動脈弁置換術を受ける患者さんを受け持った。術前オリエンテーション等実施。受け持ち患者さんから「親せきが来るから、レストランに家族と一緒に食べに行こう」と言われた。

「学生ですから、すみません……」

「いや、食べ納めしようかと思ってね。このレストランにも一度行ってみたかったんだよ……もう行く時がないなあ」

「元気になったら行きましょう」と伝えると、

「そうだな……」

手術当日プレメディケーションをするため患者さんのベッドサイドに行くと、「このラジオやるよ……待ち時間、退屈だろうから……」

手術見学も行なった。手術時間は六時間を過ぎ、実習時間の規定のため、途中で帰らなければばならなかった。

翌日早めに病棟へ行った。夜勤の看護師が、

「○さん、亡くなったの……」

ラジオを家族に返すと、娘さんが「そのラジオ、父がとても大切にしていたものです……」と言った。亡くなったというショックが強く呆然としていたが、ものすごい後悔の念が一気に押し寄せ、悲しみとなって、長い間病棟で泣いていた。

私は循環器外科・内科病棟に勤務しているが、今でも開心術を受ける患者さんを担当すると、必ずこの患者さんのことを思い出す。亡くなった後、カンファレンスで振り返りをした時に、実習四～五日頃、師長に「あなたは患者さんのことがわかっていない」と言われ、納得できなかったことを思い出した。しかし、患者さんの一連の行動は死をすでに覚悟していたのではないかと感じるようになった。師長が言ったことの意味が今わかったように思った。

患者さんの、手術を受けるまでの不安や恐怖の気持ちや死を覚悟するまでの過程に、私は自分のことに精いっぱいでまったく入っていないことに気づいた。患者さんの死をもって、そのことに気づかされたことが、今も強い後悔となって残っている。死の場面にかかわるのは初めてであり、人の死は突然やってくるものであることを身をもって体験し、入院した患者は少なからず死と隣り合わせにいることを知った。このとき抱いた後悔がきっかけで、私はこの実習

病棟で働くことを強く希望した。

　私は現在に至るまで、後輩指導の場面で必ず「私たちにとって後からできることは、患者さんにとってはできないことが多いので、今できること、考えられることは努力していこう。患者さんが後悔しないために」と伝えている。

　あの時の後悔が、ずっと私のこだわりとなっている。

「新人や学生は知識や技術がなくても当然である。だからこそ、できることは何か、自分が相手の立場だったらどうだろうか、と相手の立場に立って考える。そうすれば患者が今、何を考えているか、見えてくる」

　一八年前の実習記録を、捨てられずに持っていた。今回一八年ぶりにこの記録を開けて、レポートをまとめた。文章に書き出す作業を通して、自分がどんなことを考え、行動していたのか再認識し、無意識だったことを意識化することができた。そして、このできごとが土台となって、今の自分があることが明確になった。

　学生時代に「看護とは無限である」と習ったことがあった。

　今、このこだわりは、自信を持って後輩に伝えていきたいと思えるようになった。

2　一〇年後、再びの出会い――「私、手を抜いているんですよ」

■想像していなかった変貌ぶり

二〇一四年一〇月、思わぬ出会いだった。あの管理者研修から一〇年以上過ぎていた。坂田さんは副師長になっていた。「ずっとあなたのレポート、私の講義の時に使わせてもらっているのよ。今、どんな様子？」と聞いた。

坂田「今、私、手を抜いているんですよ」

思わぬ返答にびっくりした。

私「どういうこと？」

坂田「私はだめです。そんな適当な自分なんです……」

驚いて顔を見つめる私に話し出した。

坂田「前は、もっといろんなことをガツガツやりたかったんですけど……前の病棟ではそれができたんですけど……。前の病棟はいのちと死が隣り合わせでした。でも今の病棟は違う。この病棟は違うんです」

私　「どういうこと？」

坂田「だから今、私はなんとなく当たらず触らず、みんなと接しています。前の病棟のようなやり方では、みんな落ち込んで辞めたりするんじゃないかって感じたので。言いたいこともがまんしています。

患者さんは急変しなくても、生と死の場面はいっぱいあるのに。きちんと向き合っていかなくてはいけないのに、気づいてないんです！

それで今、私は師長に当たっているんです！　師長面接でも『ここの病棟はルーズだ』って言ったんです。やっているのは学会の発表用の勉強だけですから！　そうしたら師長が他の病棟の師長に『坂田さんに怒られた』って言ったんですよ。

私は、患者さんに対しては正直でありたいんです。だからそう言ったんですけど。師長に言ってもだめなんです」

久しぶりに会った坂田さんの変貌ぶりに驚いた。どうしたのだろう、あれだけしっかり自分の気持ちを見つめて、これから大事にしていくことが見えていた坂田さんが……何があったのだろう。病棟異動がきっかけか？　一体、坂田さんに何が起きていたのか。

■本当の気持ちはどこにあるのか

しばらく間をおいて、坂田さんの気持ちを想像した。そして、こう伝えた。

私「坂田さん！　私、見えたよ。やっぱり坂田さんは、いい看護したいのよ。でも、どうも以前の病棟のようにできないって、もがいているのよ。今、私に言ったじゃない、もっと本当はガツガツやりたいんだって。

手を抜いている、と言っている坂田さんは、本当は手を抜かずに看護をきちんとやりたいってもがいているのよ。だから、目標にしているゴールがあるんだから、そこに届いていない自分、手を抜いているように思える自分を許せないんだね。本当にやりたいことは何なの？」

坂田「……」

私「坂田さん、自分で今、私に言っていたじゃない？」

坂田「……」

私「私は患者さんに対しては正直でありたいって。今、私と話したこと、私に言ったことを書いてみて」

坂田「……」

私「この用紙に、今、私に言ったようなこと、どのようなことでもいいからメモでもなんでも書いてきてみて！」

ひとしきり話して坂田さんは帰っていった。「次、会える日を教えてね」と伝えた。このままにするわけにはいかなくなってしまった。

坂田さんのことがずっと頭から離れなかった。彼女が発した言葉のメモを何度も読み返してみた。

3　病棟へのだめ出し──「どうせだめです、だめな病棟だから」

■実践共同体になるために共有したい価値

一か月後、坂田さんと面談した。

私「この前、伝えた内容について、書いてきた？」

坂田「えー、書けないんですよ……」

私「きちんと書こうと思わなくていいのよ。メモでも何でも。これは、もう一〇年も前のあの時、坂田さんが書いた忘れられない患者さんのストーリーよ。そのときのコピーを持ってきたのよ」

そう言って用紙を見せると、驚いた表情になり、わっと泣き出した。

私「坂田さんが何を悩んで、何をしたいのか見えてきたよ。こういう時って、自分のことは見えなくなるけど、他の人のことは見えたりわかったりする。だから、見えてきた人が言ってあげればいい。自分のことは、他の人が届けてくれないと、わからないときもあるのよね。仲間同士のコミュニケーションがよくないと、気づいたこと（知）は、お互いを行ったり来たりできない。『実践共同体』は、価値を共有する仲間だから、その行き来ができるのよ。実践共同体の反対は『集合体』よ」

坂田「うちは『集合体』です！」

私「『実践共同体』になるために、共有したいどんな価値がある？」

坂田「良質な看護の提供」

私「いい看護をしたいっていうことがゴールだから、それに向かってやっていることは、看護過程の展開と同じよね。情報を集めて、分析をして、問題を明確にして。その過程で、本当にその方法が効果を上げているか、反応を見ながら変えていく。マネジメントも、相手のそのときどきの反応、ほとんどは相手とのコミュニケーションと観察やケアを通して、自分の思ったこと、考えたことはこれで本当にいいのかと検証していくことになる。看護過程と同じなの。

でも難しいのは、現場が動いている中でそれを瞬時にとらえて判断してやっていくこと。その難しいことを、経験を積んでできるようになった人が師長であり、副師長であり、リーダーだよね。だから相手の行なっていることが見えて、わかって、気がついたことを相手にフィードバックして、相手がわかるようにサポートするのよ」

坂田「どうせ、だめです、だめな病棟だから。私もその仲間……と思ったら何をしたらいいのかわからなくなりました。

異動のとき、私は〝無〟でした。なんで前の病棟から移るのかわからなかった。前の病棟に長いこといた私が、この病棟で何ができるのか、何をしたらよいのかわからなかったから、病棟で出合う疾患に関連した基本的なことを知らなければと思って、一年間勉強して頑張りました。初めてのことを知ることは本当に大変でした。

でも、それ以降は、何をしたらいいかわからなくなりました。病棟はこんなだし。師長と面接で話をすると、『主任や副師長は看護観を持っている人がいない』って言うし」

■本当にだめな病棟なのか？

私「坂田さん！　本当にこの病棟はだめな病棟で、だめな人ばかりいるところなの？」

坂田「……」

私「看護について考えている人って一人もいないの？　本当にそう思うの？　師長や他の人たちも、この病棟はそうなんだって言うかもしれないけれど、その人の言ったことを坂田さんは信じて、そう思うの？　四年間もそう思ってきたの？　そのことについての坂田さんの考えはどうなの？」

坂田「Tさんとか……でもTさんは時短だし」

私「時短でも、いい看護やっている人なんでしょう！」

坂田「この前、副師長たちで集まって、ほんの立ち話ですけど『インシデントがちっともよくならない。発生した問題を出して、解決策で終わり。だからまた繰り返す。どうしたらいいか』と話したんです。私は『Aさんは簡単に反省して済ませているだけです。内省までさせないとだめじゃないですか』と言ったんですけど、反応ないんです。

T副師長が、主任時代に勉強したリフレクションの資料をもっていたので、そのシートを少し変えてシート作成まで今やっているんですけど」

私　「そうなの……。」

坂田「私、少し前の出来事は、あのときの患者さんがどういう顔をして、どこの部屋で、どんなケアをしたということまで覚えています。でも、あの人たち、記憶していないんですよ！　何でかな？」

私　「何でだと思う？　記憶している坂田さんと何が違うのかな？」

坂田「あの人たち、業務やっているだけなんですよ。看護じゃない！」

私　「〝業務中心の仕事の仕方〟と、〝患者中心の仕事の仕方〟ってこと？」

坂田「そうです！」

私　「患者中心の仕事をしたいのね、坂田さんは。この病棟で、以前の病棟のときのように。でも、他の人が言った『だめな病棟だ』っていつまで思っているの！　坂田さんの頭で考えてみて！　だめな病棟って言われているのを、いい病棟に変えればいいんでしょう？」

そして、私は坂田さんに「次に会うまでに、書ける範囲でいいので書いて持ってきて」と、次のことをお願いしました。

①あの頃の私は……（以前の病棟での実践を振り返って）

②今、私は……（私の役割は、一体、何？　私のやりたいことは？）

③ これから私は……（この病棟で四年過ぎて）

4 本当はやっていたんだよ――できていないと思えてしまう理由

その二週間後、坂田さんは、みんなと一丸になって進めていきたかったのに、しだいにやる気が失せてしまったことや、自分のこだわりについて、しっかり文章化して持参した。

坂田「スタッフのDさんのいい加減さに、私はもう嫌になっていたんです。でも、一昨日、前とはちょっと違うことがあったんですよ。内服薬の残数が合わなくなって『残数は確認したの？』と聞いたら、また『そういうルールになっていないですよね』って言うんです。『なんで？』って聞いたら『痛みのある患者さんに早く使ってあげたかった』って言ったんです」

私「早く使っても、薬の確認不足があったら次に合わなくなり、不足が生じたりするので、そのことにより結局、患者さんへ不利益が起きるよね？」

坂田「そうですね。ただ、いつも言い訳するのに、『私が責任もって残薬の確認と、どこでどうなったのか追及しますから』って言ったんです。いつになく素直に言ったんですよ」

私「この病棟で、坂田さんだけではなく一人ひとりによって、患者さんによい看護が行き届けば、患者さん全体に良質な看護が届くよね。

Dさんでも誰でも、後輩への指導は、そこに向かうことになるよね。だから人材育成で、坂田さんがこだわっている『よい看護が患者さんにきちんと届くように』と指導していることは一番大事な看護の本質だし、それが副師長としてのマネジャーの一番大事な役割だよね。

坂田さんはこの病棟に来て『何のために異動になったのかわからない』と悶々としていた。でも、副師長の役割って、誰も言ってくれなければ、自分で見つけることだってあるよね。四年間もあったのだから。

結局、坂田さんも、やらなかったんだよ、四年間も。長すぎるよ」

坂田「長すぎますね……四年も」

私「でも、本当にそうなの？　今やっている安全に関する取り組みだって、ナースがインシデントに対して安易に反省して終わっている。これではまた同じ事故が起きて、そのことが患者さんに不利益が生じてしまう。だから、そうならないように『今なんとかしなくては』と思ってやっているんでしょ」

坂田「でも、それはTさんがやっているんです。私はリスクマネジャーの担当は、もう変わりましたから」

私　「担当が変わっても、副師長として患者の安全管理に関することは大事なマネジメントよね。Tさんがしていても、自分もマネジャーとして関係あることだよね。だって患者さんの看護の根幹になることよ、安全って。

だから、さっき私は『坂田さんは何もやらなかった』って言ったけど、〝やってない〟のではなくて〝やっていた〟のよ。自分で〝もっといい看護したい！〟って。でも、〝この人たちはできてない、やる気もない！〟って思っていた。

坂田さんの奥にある信念は、止めようがないの。学生時代の一番忘れられないあの患者さんのことを、あの時、あれだけしっかり自分で見つめて、見える化してきたのだから。だから、今それができてない自分が悔しいし、それで〝患者さんに申し訳ない！〟と自分を責めているんだよね、今の状況は。

安全のことに関しても、どうしてもこだわる坂田さんがいる。なぜって、安全が守られなければ患者さんによい看護ができていないことになるし、患者さんの不利益になることだと思っているから。やらずにいられないはず。だから安全に関するケア、内服薬の確実な与薬を行うために、レポートに〝内省〟を入れて本人にしっかり考えさせなくては、再発は予防できないって、今、改善しているのね。そのことも、坂田さんが一番大事にしていることにつながっているよね」

坂田「……そうですか」

私「副師長としての役割も見えてきたね。坂田さんのこだわっている、いい看護を患者さんに提供できるようにすること、これが副師長の大事な役割じゃない！」

坂田「でも今、担当、私じゃないんです！」

私「担当じゃなくても、副師長として一緒にかかわっているんでしょ！　患者の安全って、副師長の大事な役割でしょ！」

5　培ってきた仕事のスタイル――自分と人に対する厳しさの理由

■自分にも人にも厳しくなってしまう

後日、坂田さんは、記述シートに追記して、持参した。

私「坂田さんは前の病棟のようにやりたいと思っていたけど、今の病棟ではそれができず、自分が手を抜いているって思っていた。でも、インシデントの対策など、やっていることも見えてきたよね？」

坂田「でも、まだ結果も出ていませんし」

私「このインシデントの対策では、レポートを書いて終わりになってしまって、自分の起こした事故がいかに患者さんに影響を及ぼし、責任をきちんと負わなければならないことなのかを振り返ることができていない。これでは何も変わらないし、患者さんに不利益を与えてしまっている、だからそれをなんとかしようとして、新たにリフレクションの欄を入れたりしてやってきたのよね？

〝やってない〟というけれど、坂田さんは学生のときの受け持ち患者さんからの学びを、前の病棟で患者さんのケアにつなげてきた。そのこだわりが坂田さんの〝仕事のスタイル〟になっていたのよね。いったんスタイルになるということは、長い時間をかけて身についてきたことだから、簡単に消えてしまうことではなく、無意識にやってしまうのよ。仕事のスタイルになったら、認識に導かれた行動や実践が自然にできているってことなのよ」

坂田「しなければいけない気持ちがありました。でも、今は諦めています。胸を張っていえる自分ではありません。以前は、できていなかったとしても、諦めずにがんばっていました。でも今、諦めている自分が許せない。そういうルーズな自分がいや！　それは患者さんに迷惑をかけることだから」

私「それでも、やっていたことが、少なからず見えてきたよね」

坂田「やっている、とは言い切れません！　自分の中での目的意識がない。絶対こうしていかなくては、という強い気持ちはありません。停滞しているんです。ゴールを決めて、戦略的に、計画的にきちんとやっていかなければならないのに、やってない！」

私「坂田さんは、自分に厳しいね。自分に厳しいということは、他人にも同じように厳しいんだよ。だから他人のことも許せない」

坂田「以前、病棟で、リスクマネジャー会議の事例にもなったくらいの大きな事故がありました。そのあと、対策を立てて二度と起こさないようにやっていると思って期待してきたのに、一向に変わりません。

期待するとだめなんですよ。そのあとたて続けにインシデントを起こして、がっかりします！」

■見方を変える

私「坂田さん、言われなくてもやる人は二割、言ってもやらない人も二割いる。でも大方の六割の人は言われればやるのよ。これはマネジメントの原則よ。どこに行っても一〇〇%やる人はいない。坂田さんは『二割だけじゃだめ、全員がそういう人になってよ』と言っているることになるの。そうなってほしいって期待するけど、期待がはずれて、だめな病棟、やっぱりだめだ！　となってしまう」

坂田「もうその域に達しているんです。今きついんです！　エネルギーないんですよね。だけどいい加減にやったら、患者さんに失礼だと思う。自分で余裕なくなっちゃっているんですかね。この病棟に移ってから、風邪を引きやすくて治らない。以前は日勤でフルにがんばってへとへとになって、でも疲れませんでした。今、全力使ってないのに疲れてしまいます。辞めることしか考えていないんです」

私「悪循環になっているから、これ以上続くといけないね。忙しいから、人は疲れるんじゃないのよ。以前の病棟で坂田さんが味わったように全力を使っても疲れない時があるよね。少ない水が入ったコップがあるとして、少ない水の部分か、それとも水以外の他の大きな部分のどっちに目を向けるかによって、見方は変わるの。いのちの現場の、厳しい仕事場で、私たちはこの仕事を続けている。息が詰まったら続けていけないでしょ。いい仕事やっている人だっているんでしょ？」

坂田「ストマ指導員の人は、ストマに関してはすごいですよ！」

私「それでいいじゃない、ストマの技術のすごい人がいて、また他のことは他の技術がすごい人がいれば」

坂田「Dさんも疾患の指導は上手です、指導は。ただ、主任だから、もっと……」

私「Dさん、指導は上手なのね。そこでいったん、止めるの！」

そして、「今度書いてきてほしいこと」として、次のことを坂田さんにお願いした。
①自分自身について感じたこと
②そのことについて、これからどうしたらよいかについて思ったこと、考えたこと

6　めざす看護があるからこそ、もがき、悩む

■チームも発達する

その二か月後、依頼したテーマについて書いてもらったうえで、坂田さんと面談した。病棟では、人事の異動があるようで、少し穏やかな様子で話し始めた。

坂田「病棟内で異動があると聞いて、ほっとした自分がいました。私は、もっときっちり締めてほしいと思いました」

私「師長は、いままで締めなかったの？」

坂田「はい。物足りなさを感じるんです」

私「なぜ？　どういうところに？」

坂田「何を考え、何を思っているのかわかりにくく、見えにくかったんです。勤務表の作成の様子を見ても、スタッフを把握しているのだろうかって思って……。勤務表も私が確認するのですが、希望を事前に伝えてあってもそれを入れ忘れていたりしたんです。でも、一方で、スタッフや患者さんのことをちゃんと見ていたことはわかりました」

私「師長にずいぶんと期待しているのね、坂田さん」

坂田「師長はスタッフの本来の姿を見なければと思う。でも、そこまで望んじゃいけないかなとも思うんです」

私「その思いは伝えているの？」

坂田「面接のときに伝えました。そうしたら、前に話したように『坂田さんに怒られた』ってなってしまうんですよね……」

私「何でそうなったんだろう？」

——沈黙——

私「坂田さんの口調がきつかったのかな？」

坂田「性格からだと思います。深く考えたわけではなく言ったのだろうなとは思うけれど。でも上司だから……本当は、頼りたかったんです」

私「頼りたかったんだ。じゃあ、どうすれば、相手にそれが伝わると思う？」

坂田「感情的にならずに、威圧的にならないようにすることでしょうか」

私「いままで威圧してたの？」

坂田「うーん、こうでなければならないと思ってしまうのか、理想を押し付けているのかな」

私「どうすればそうならないかな？

そういう時は、〈建設的に伝える、建設的に話し合う〉という言葉を覚えておくといいよ。すごく熱心だけど、〝壊し屋〟って言われる人もいるの。一生懸命やっているのに、それが結果的に壊してしまっている。そうなったら、元も子もないよね、せっかく一生懸命伝えているのに。本当は、その思いを何とか相手にわかってほしいのに。

坂田さんの思いは、さっきの言葉によく出ているよ。たとえば師長に病棟をきっちり締めてほしいと思ったって言ったよね。坂田さんは、師長にそれをやってほしいって思っている。でも、いつもきっちりして、何かあれば指摘してくれるような上司だったら、みんな何か言ってくれることを期待するし、言われるからやるってことになっていくの。でも、それでいいの？　言われて動くのは、チームの成長から見ると〝小児期〟よ。チームも人間の発達時期と同じように成長段階がある。時間をかけて成長段階を経ているのよ」

坂田さんは、ずっと〝前の病棟の時に仲間と感じた一体感、やりがい〟をこの異動した病棟で再びやりたかったのね。でも、どうもあの時の病棟と違うと思うようになって、それを師長にぶつけたけど、わかってもらえない。スタッフも、前の病棟の時とは違う。だから空回りしていた。

それを四年間やってきたんだよね。ちょっと長すぎるね」

坂田「そうですよね、長すぎますよね」

私「前の病棟は一丸となっていたけど、そうなるまでに何年かかっていたと思う？　すぐできたわけじゃないよね。おそらく一〇年くらいはかかって、達成感が感じられる病棟になっているんだよね。

いまの病棟は、今、それをつくっている途中なのよ。前の病棟で、あんなに達成感を得られたのだから、その気持ちは、坂田さんの中に埋め込まれている。異動して違う病棟になっても『あの時をもう一度』と思って仕事しているから『こんなことでいいの？』って思ってしまうのよね」

■思いをきちんとスタッフに伝えているか

私「今回の私との話し合いの初めのときの言葉、覚えているよね。『私、今、手を抜いているんですよ。私はだめです』だった。その言葉を聞いて、あれ？　私の知っている坂田さんはどこへ行った？　そんなはずがないって思ったの。一体何が起きているのだろうって。
　話を聞いているうちに、だめ出しをいっぱいしている坂田さんが見えてきた。だめ出しは、スタッフへも、上司へも向かっていったよね。それから一番のだめ出しは自分に対してだったね。それが一番強かったと思うよ。
　でも、このだめ出しは、〝こうなりたい、こうありたい！〟って願いを持っている人が抱くのよ。何も目標がなくて『今日一日仕事が終わった』と満足する人にはそういう気持ちはないの。だけど〝こうしたい〟って思いをもっている人は『まだそこに行ってない、まだだめだ』って思うのよね。
　だから悩みって、ありたい姿を描いている人がもつのよ。まだそこに到達していない、行きたいのに、って。でも悩みすぎは、エネルギーを失うよ。空っぽになってしまうよ」
坂田「そうなんです、失ってしまいました」
私「坂田さんがめざしていたことって何だった？」
坂田「患者さんの利益になっているかってこと。相手の立場に立てること」
私「そうだよね。それは『患者さんにとってよいことをしているのか』という、いつも頭に浮かんでくる呪文のようなもの。たぶん無意識にやっている、坂田さんのスタイルなんだよ。自分は気がつかないかもしれないけど、周囲の人はわかっているはずだよ。厳しい坂田さんが何をめざしているのかは。

でも、あまりにいつもだめ出ししていると、スタッフだって精いっぱいやっているんだから、お互いにつらくなるだけ」

坂田「そう……でした」

私「なぜそこまでこだわるのか、スタッフに伝わっているかな？〝また坂田さんが怒っているよ〟じゃなくて、そのことが患者さんをどのような状況に陥らせてしまうのか。それはプロのナースとして良質な看護の提供になっていない。患者の安全と安楽を守るのがナースの役割だということ——坂田さんが思っている責務というところまでていねいに伝えないと、言われた側は〝ただ怒られた、ミスをしてまた言われてしまった〟で終わっていくよね。

でも、坂田さんの話を聞いていると、結構みんな取り組んでいるんじゃないかと思うんだけど」

■できたことを整理することで、やってきたことが見える

坂田「そうなんです。今日も私のところへ教育係のメンバーが、次年度の計画を持ってきた

んですよ。それが、一つだけではなくて、もう自分たちで準備しているんですよ」

私「えー、すごいねえ」

坂田「上司の交代もあるようですし、次の人にここまでやっていたと伝えられるようにしておかなくては。今、嫌な気持ちがなくなったんです。やらなきゃって思えてきました」

私「少し、今までできたことを整理するといいんじゃないかな。それが副師長として坂田さんがやってきたことだよ。やってきたのよ、この四年間。安全のこと、スタッフ育成のことで悩んできたこと、それは人材育成だよね。副師長として大事な役割だよね。それから、病棟として他の病棟に自慢できるのはこういうケアだということを整理して、見えるようにするといいと思うよ。

坂田さんは、なぜこの病棟に移ってきて、私は何をしなければならないのかって悩んでいたよね。それを上司や誰かに言ってほしいってずっと思っていた。でも、それを自分でやっていたんだよ。言われてなくても。できているんだよ、坂田さんは。

一つは、患者の安全。もう一つは人材育成。そして、病棟として自信がもてる看護ケアを患者さんに提供するために、安全な看護、人材育成をして質のよいナースになるように指導とサポートをしていく副師長としての役割。全部やってるじゃない！　それが坂田さんが、前からずっとこだわってきた看護のやり方、スタイルだよ。手なんか抜いてないよ。

つまり、相手の立場や今の状況をよく見てきたのよ。患者さんだけではなく、スタッフのことも。そのときの状況や発達段階があるんだから、その指導が効果をあげているかどうか、よく見て進めていくことだよね」

その後、私自身の職場も変わり、坂田さんとは会うことはなかった。

7　それから四年後——次の課題に向けてチームの仲間とともに

それから四年後に坂田さんに再会した。坂田さんは、前に会ったときよりも、表情が柔らかく、充実感のある表情に見えた。

私「元気？　あの悶々とした状況は変わったかしら？　坂田さん、いい顔しているけど」

坂田「うーん、うーん、なかなか」

私「え、そうなの？　そんなふうに見えないけど」

坂田「あの時、ちょうど師長の交代時期で、新しい師長に交代してから、こんなふうに一人ひとりのスタッフを見ていくんだなということがわかったんです。師長ってそこまで把握してくれているんだって。すごい安心感でした。あの時は、いつも腋汗かいていました」

私「よかったわね。でも、腋汗ってどういうこと？」

坂田「これどうなってる？　といつも聞かれました。いつもそれがいつ飛んでくるか冷や冷やだったんです。いつも緊張して仕事していました。もう少しこの人と一緒に学びたいと思った。なぜこんなにみんなの信頼が得られるのか。どうしてみんなの能力をわかっているのか不思議だったんです。

とにかく勤務表がすごかったんですよ。いままでで最高の勤務表でした」

私「え、どういうこと？」

坂田「メンバーの組み合わせがみごとだったんです。私が『この組み合わせのほうがいいんじゃないか』と意見を言うと、『○○の状況もあるから、大丈夫だと思うよ』って、私たちが気がつかないことを把握していて。ああ、そうか、なるほど……って思いました。勤務表づくりのノウハウがすごいんですよ。

チームも雰囲気はいいんですよ。ただ、仲良しの仲間になっていて、まだリスク感性は低いですけど……」

私「あのとき、リスクマネジメントについて悩んでいて、一緒にもう一人の主任さんと取り組んでいたって言っていたよね」

坂田「そうなんです。でも、いまだに内服の事故があって……」

私「坂田さんは、まだまだ満足できないんだね。もっとどうなってほしいと思っているの？どんな看護をしてほしいって思っているの？」

坂田「うーん、どうなってほしいって……。病棟の看護は、①主な疾患の看護、そして②家族の看護と、③移植患者の看護、大きく分けると三つです。その看護はやっているけれど、一番の課題は根拠をもった看護ができていないということです。

みんな行動はするんですが、こう言われたからやる、クリニカルパスでそうなっているからそうするって感じで……。手術後の安静介助のときには、パスに書いてないから、血圧を測らないんです。寝たままの人が立位になったら、血圧が変動するのに……。入退院が激しく日々の業務をさばくって感じですかね」

私「あなたのその思いを共有している人はいますか？」

坂田「います、同じ副師長の◯◯さんです。彼女はスタッフをよく見ていて、すごい人です。この病棟に二年前異動してきたんです。よく一緒にリスクマネジメントや人材育成について話しています。この間も『みんな一斉に育てるというより、今伸びている人、育っている人を見逃さないで育てるって大事だよね』と話したんですよ」

私「じゃあ、一緒に病棟の看護について話し合えているんだね」

坂田「そうです」

私「坂田さんの顔見たらもう少し満足しているんじゃないかと思ったけど、まだまだなんだね」

坂田「いま、次の主任を育てていこうと話しているんです。諦め、投げやりはもういいかなって、思っています」

◆

終わって帰ろうとすると、師長が通りかかった。

「あ、師長さんだ」と坂田さんがその姿を見つけて、声を出した。

私「いま、坂田さんと面談して終わったところです。病棟、みんな頑張っているね。師長さん、病棟はどんな感じかしら？」

師長「みんな、いい看護していますよ」

私「混合病棟で、この病棟の独特の看護ってあるでしょう？　すごい技、持っている人っている？　坂田さんって何かしら？　本人はわからないって言うんだけど」

と、思わず聞いていた。

師長「坂田さんは、やっぱり患者さんの病変を見るのがすごいですよ。そう、フィジカルアセスメント力です。これは小さな、誰も気づいていないような変化をとらえたり、観察やアセスメントする力がぜんぜん他の人と違います」
私「そうなんだね。他にもいる？　いい看護しているナース」
師長「移植患者の家族へのかかわり方など、家族看護に関しては、○○さんはすごいですよ。△さんも褥瘡の予防がすごいし……□さんは……」

坂田さんは、横で黙って、いい顔をして聞いていた。

8　エキスパートナースとの対話から

坂田さんと初めて出会った管理研修の時から、一五年以上経過している。この間、坂田さんとは断続的ではあるが何回か接点があり、そのときどきで見えたことをつないでいくと、エキスパートナースだから味わう〝痛み〟のようなものを垣間見ることができたように思う。その坂田さんの物語を、あらためて考えてみる。

■ファーストレベルでの〝看護の知の再発見〟

あの時、私の部屋を訪れ、書き換えてもいいのかとわざわざ確認に来た坂田さん。「私の一番忘れられない患者さん」という看護経験の中から、概念化していく時の原型として取り上げたのは、看護学生時代の受け持ち患者であった。

実習期間は二〜三週間である。そして患者の死、という初めての経験であった。さらに坂田さんの場合は、あえて実習病棟を就職先として選んで、その病棟のナースになった。研修のレポートには「学生時代の実習記録は、就職の時に処分したが、この記録は捨てられなかった。しかし唯一残したこの記録は今まで一度も開けることはなかった。自分のなかでのつらい思いが強く、見ることができなかったからである」と書かれていた。研修を通してその患者の記憶をたどり、なぜ、つらかったのか自ら明らかにしたことになる。それも一八年後に。

書き上がった時の坂田さんは、さわやかな笑顔だった。もともと寡黙な坂田さんであったが、どことなく強くなったような気もした。

■異動と〝看護の知〟

久しぶりに再会した坂田さんは、以前とは大きく変わっていた。坂田さんは、あの受け持ち患者さんが亡くなった同じ病棟で、一〇年以上、エキスパートとして存在していたが、苦悩は異動から始まった。

坂田さんは、認定看護師や専門看護師のような明確な資格ではなく、おそらくその病棟内における暗黙の実務でのエキスパートだったと思う。しかし、このような人は、時に、資格をもつスペシャリストを超えるパワーをもつ。特に資格をもたないエキスパートは、その職場内における長年の実務の中で、仲間から自然発生的に暗黙の承認を受け「エキスパート」として存在している人である。それは長い時間経過を経て、実際にその人とともに仕事をする中でしか誕生しない。

自他共に認める、と言いたいところであるが、実は明らかな根拠があるわけではない。患者に対するよき看護はエキスパートナースにとってはごく当然のことであるからである。それどころか、今よりももっと患者にとってよき看護をしなくては、と思っているので、どこまでも〝もっと〟と自分への要求が続いていく。

坂田さんと再会したときは、いわばこの悪循環に入っていた状況であろう。あれだけしっかり自分の看護を振り返り、自信をもって看護していたはずの坂田さんが、いったいどうしたのか？　と私自身が衝撃を受けた。

異動は、看護師のキャリア発達にとってプラスにもマイナスにもなることがある。特に前の病棟で一〇年以上やっていた坂田さんにとって、それはプラスととらえられなかったのだろう。異動時の説明が足りなかった、と思っていたようであるが、おそらくどのように説明してもそれは難しかったのではないかと思う。

坂田さんは学生時代、あの受け持ち患者さんは当然、生きて戻ってくると思ったのに、そうでなかった。そしてその患者さんの不安や苦悩を自分はわかっていなかったという、いわば自己覚知から就職をした。あえて、あの病棟のナースになって、後悔しないように看護をする、と心に決めて続けてきていたのである。一八年間、実習記録を保存しておきながら一回も見ることができなかった、という坂田さんの思いはいまだ心の中に消えることなく鮮明に記憶されていたのである。

坂田さんにとっての異動は、この意味を昇華するまでに随分と時間がかかったが、それは坂田さんの物語にとって必要な時間だったということではないだろうか。

■縦断的な視点で見えてくる〝看護の知〟

「看護師という職業はマラソンのようなものである」と、以前どこかに書いたことがある。短期決戦ではなく、持久戦である。その長い道のりのどこかには〈給水所〉があり、水を補給しながらまた走り続ける。マラソンは、その先にゴールがある。

ナースとして長く働いたその先にはどのようなゴールがあるのだろうか。ずっと小さい頃にナースを志した、いわばわざわざ大変な仕事を選択した人たちの共通の願いは、〝ささやかでいいから人の役に立ちたい〟ということではないのか。そしてそれぞれの個別な願いを加えて、それに向かって今も辞めずにいる、ということの中に答えはあるのだろう。

坂田さんは、看護学生時代の受け持ち患者の死という強い刺激・衝撃を受けて、「その病棟で働く」とキャリア発達上の意思決定をしている。それは相当強いエネルギーだったことが想像できる。その学びに向かって進んでいるが、おそらく意識的にそのことについて考えてきてはいなかったのではないか。

あの研修までは、あえて触れることができなかったかもしれない。しかし、書くことと語ることを通して、「学生時代のあの時の自己の思いが明確になり」、さらに書くこと、語ることで、より深くよみがえって坂田さんに戻ってきた。

第4章

看護の知の物語を紡ぐ

——看護の証をつかむ

1　今も続くストーリー

第3章で紹介した坂田さんと病棟でともに働いていたナースに、今井さんがいる。今井さんは、坂田さんを信頼する先輩として、長い時間をともにしてきた。

坂田さんがもがき、私と対話を重ねていた頃、今井さんに会う機会があった。坂田さんの忘れられない患者さんのストーリーを伝えると、今井さんは、こう言った。

今井「そのストーリーって、坂田さんがいつもよく言っていたことです」

私　「どういうこと？」

今井「坂田さんは、学生や新人ナースなどの指導の時に必ず言うんです。『今日一日、あなたは何を患者さんに支援したの？　今日できることを明日に延ばしたら、明日できなくなるかもしれないのよ。今日、一日、あなたはこの患者さんに何を支援したの？』って」

あの学生時代の忘れられない患者さんの体験は、坂田さんの中で時間をかけて自分の看護のスタイルになっていたことが、今井さんの言葉からもわかった。

◆

そして、それからずいぶん時が経ったある日、子育てのためいったん退職していた今井さんに病院の玄関で偶然、出会った。ちょうど病院に復帰したばかりだったという。再び坂田さんってどんな存在だったのかと聞いてみた。開口一番、返ってきた言葉は「坂田さん、患者さんに寄り添っていましたもん」。

私はその言葉を少し意外に思った。坂田さんの師長は「坂田さんの看護の特徴は〝フィジカルアセスメント力〟」と言っていたからである。この違いには、実は深い意味があることが徐々に見えてきた。

今井さんは、坂田さんについて、そしてチームやその時の看護について、一〇年以上も前の心臓外科病棟のことを懐かしそうに語った。それを記してもらったのが、次の文である。

〈今井さんのコメント〉

①心臓外科病棟〝氷の病棟〟での看護—チームとして何が一番大事な看護だったか

●患者さんの個別性を考慮した看護を提供しようとしていた

坂田先輩に「個別性を大事にしなさい、同じケアでもこの患者さんとこの患者さんの違いは何？ 病態について、この患者さんの問題点は何？」と常に問われていた。答えられないと、「この患者さん、看なくていい」と受け持たせてもらえなかった。カルテばかり見ていると、「べッドサイドから情報をとりなさい（患者さんから情報を収集せよ）」とよく言われた。

●患者さんの回復を願ってやまない心で接していた

看護計画評価のときには、「今週はどこまで持っていく?」と、目標設定をよく聞かれていたような記憶がある。

「歩いて入院して来たのだから、歩いて退院する（看護を提供する）のが当たり前」が先輩たちの口癖だった。

●患者さんが清潔であること

外科病棟であり、清潔の重要性はとくに高かった。基本的欲求を満たすケアとしては当然であるが、患者さんの清潔度は、病棟看護の質を表すという認識だったと思う。

●みんなが働きやすい環境づくり

整理整頓、物品補充、患者さんとその周辺がキレイであること。次の勤務者が患者さんの看護にすぐ入れるよう準備して引き継ぐこと!

●時間をつくること

早目、早目の行動。ダラダラしない。時間はつくるもの。空いた時間は無駄にしない。仕事は探す。いつ急変が起きても大丈夫なように余力を残すよう時間を使う。

●協力すること

術後、患者さんがリカバリーへ帰ってくる連絡が入ると、役割分担の確認（バイタル確認、ライン整理、ドレーン排液・尿量確認、記録担当など）をし、いざ患者さんが入室してくると声を出しながら、それぞれが役割を果たしていた。声を出し合うことで、無駄な動きが少なく速やかに患者観察に移行することができる。特に夜勤帯の術後患者の看護は、人の少ない中、協力しなければどうにもならなかった。

② 私にとっての坂田先輩とは

私が学生時代の臨床指導者だった。入職当時のチームリーダーでもあり、新人の頃から自分を知ってくれているという思いがある。行動で看護を示してくれる先輩。導いてくれる先輩。看護や後輩育成の相談ができる先輩。看護への思いを共有してくれる先輩（看護観を語り合ったわけではないけれど）。元気をくれる先輩。

その後、先輩は他病棟へ異動し、同じ病棟で働くことはかなわなかったが、「あなたが入職してくれてよかったよ」と言ってくれた。先輩は、私の看護人生になくてはならない人だと思う。

③あの当時の看護が、今の私に生きていること

仕事に対するスタンスは今も昔も変わらない。病棟が変わっても、働く部署が変わっても。再転職した現在の職場でも時間を無駄にしない、整理整頓、物品補充、安全で安楽に検査を受けることができるよう看護すること。

今、私の勤務部署である検査部門は、その時が勝負である。いかに短時間で患者のニーズを把握し、持ちうる看護技術を駆使し、安全に、安楽に、患者が笑顔で検査を終了することができるか。検査室では、造影剤使用による副作用出現もあるため、観察は怠らない。たとえ検査時間五分でも、開始から検査終了までの患者の変化を逃さない。急変時は技師・医師と協力し、役割分担をしながら対応に当たる。

「今日一日、あなたは何を患者さんに支援したの?」という何年も前の先輩からの問いに対し、私は、「今、この検査時間、私は患者さんの何を支援しているのか?」「何が支援できたのか?」と自問自答しながら看護を提供している。「流れ作業だよ」というような同僚もいるが、絶対に流れ作業なんかにしてはいけない。したくない。そう思えるのも、先輩たちのおかげであり、あの当時の看護は今も私の中に生きているからなのだろう。

④現在の職場で、今、一番記憶に残ること

再就職して二年目の出来事。検査終了後に「ありがとう。いろいろ説明して、そばについて話しかけてくれていたので、安心して検査することができました」と、笑顔で検査室を退室した患者さんがいた。造影検査は初めてではなかったが、造影剤による熱感や副作用に対する不安もあり、緊張して検査に臨む患者さんであった。入室時の患者さんの反応から、緊張がうかがえたため、声かけを頻回にして、検査中もその過程を具体的に説明しながらタッチングを行ない、観察を継続していった。

患者さんとのかかわりも短時間で、次にいつ会うかもわからない。検査を受ける患者さんへの看護がまだ手探りであった時期に、その患者さんの私へのフィードバックはとてもうれしかったし、ありがたかった。たとえ、短時間であっても、患者さんのニードをとらえ、看護を提供することで患者さんの安心や安楽につながっていることがあると確信できた。

⑤そのほか、今、思い出すこと

ずいぶん前になるが、病棟が北と南に分かれ、私は北病棟に、先輩が南病棟にいた頃、以前、先輩と同じチームで看ていた患者さんが、北病棟で亡くなった。先輩は残務でいたため、亡くなったことを伝えた。エンゼルケアも終わり、声をかけると患者さんに会いに来てくれた。二

人で患者さんをみつめ、「南病棟の患者さん、いなくなっちゃったね。さみしいね」と涙を流した。なんと表現したらよいのだろう。あの南病棟を経験した者にしかわからない思い。何年たっても変わらずに……。

その後、一度だけ先輩のいる隣の病棟に、半日リリーフへ行ったことがある。主に清潔ケアの手伝いであったが、タオルを首に巻き、患者さんをきれいにしようとしている先輩。笑顔で患者さんに接している先輩。後輩たちと和気あいあい会話をしながらも、業務をスムーズに回そうとリーダーシップをとっている先輩。昔と変わらない先輩の姿に懐かしさを感じるとともに、「ブレてない！」「また一緒に働きたい！」と思った。

この物語に、私の説明はいらないと思う。「看護」という広くて深い知の交流と相互作用について、みなさんそれぞれに考えてほしい。

2　概念化を経て熟達化へ

経験を重ね、認識の広がりと深まりが起きることによって、実践が質的向上へと向かえば、認識と行動の一貫性ある看護の熟達化に向けて発展していく。私はその進化・発展したナースをエキスパートナースと言いたい。

■エキスパートナースとは

エキスパート（熟達者）とは、ラテン語で「試みた」を意味する〝Eexpertus〟から派生した言葉で、「経験で得た知識を持った」が元の意味である(1)。

仕事の熟達者が獲得する実践知の特徴として、「①個人の実践経験によって獲得されること、②仕事において目標思考的であること、③仕事の手順や手続きにかかわること、④実践場面で役立つこと、といわれ、熟達者は、定型的な手続きを自動的に実行する定型的熟達者と、手続きを柔軟に適用し、創意工夫を持って改善する適応型熟達者に分けることができる」とされる(2)。

第1～3章では、三人のエキスパートナースたちがどのような看護実践を行ない、悩み、乗り越え、さらに経験を続けていったかというプロセスを通して紹介した。ストーリーの中からエキスパートに至る道のりや内省を基盤にした、その姿勢や技をうかがい知ることができた。概念化した看護に対する認識の広がりと深まりは、認識と行動の一貫した実践、すなわち、その物語によって〈看護の証〉となって浮かび上がり（見える化）、自己の中に、さらにチーム、仲間の中に波及し残っていくことが、今井さんのストーリーからもはっきり見えた。

看護の知について、概念化の大きな方向は「広がり（水平）」と「深まり（垂直）」の二方向である。特に現代は「深まり（垂直）」が難しい。広がりは得られても深まりのない看護の知はエキスパートには向かわない。看護の知に深まりが起こるためには「経験を積むこと」が必要だからである。しかし、パトリシア・ベナーは「どんなに経験を積んでも専門家・エキスパートナースになれない人がいる」と述べている。(3) つまり、経験をただ重ねればよいというわけではないのである。

概念化し、言語化した看護経験は、その認識の広がりと深まりの証となり、その形は概念化の成果としての、エキスパートナースの物語、ナラティブストーリーとなって刻まれていく。その物語の始まりは「感性的認識」、感情である。それこそが「職場に日常的に生と死がある中で仕事をしてきた人たち」の、つまり看護という職場の概念化の、最も原始的で最も人間的でもあるその根底にあるものなのである。自らの関心がそこに目を向かわせ、「看護実践する」「患者の反応をとらえる」「本当はもっとよい看護をしたい」という一連の看護プロセスを経て物語になって記憶されたものである。

さらに対話する他者が、その奥に潜んでいる知へのまなざしを向けられなければ、表面的な現象の応答に終始し、〈対話〉になっていかないということが重要である。

スピード時代の知の相互作用は難しさを持つが、それは時間の問題でもないことが山崎さんのストーリーから見えてきた。今野さん、山崎さん、そして坂田さんも定型的熟達者では納得できず悶々としていたのである。それは適応型熟達者（本質）へと向かうための現場で立ち止まる〝倫理的態度〟であり、エキスパートナースの特徴を示していたと言えるのではないだろうか。

■経験から獲得される看護の知

DPC（診断群分類別包括評価）以後、年数は経ても、細切れの経験しかしていない看護師に、人間の全体像の把握ができるのだろうか。それは熟達化へ向かうのだろうか。危機感を覚えずにはいられないが、それは対話をする私たち先輩や仲間たちの精度が反映されるのである。

医療は近代の知識や技術を駆使して発達し、より専門分化してきた。その中で唯一ジェネラリストを標榜してきた「全体性」を特徴とする看護職は、この熟達の方向性をつかんだときの多様な戸惑いの姿を通して見て、聴いて、対話をしていくことから始まる。熟達の過程へと先輩がかかわり、病いが回復したときだけではない。それは死に逝くときでさえ「人間の回復・開放」を感じるあらゆる場面が〝いのちの現場の学びの専門職〟としての「看護の証」となりうる。

以下はベナーの言葉である。(4)

人間諸科学において理論は問いの枠組みを設定し、実践家に正しい問題関心の持ちようと筋道の通った思考法を教える。

しかし第一線の臨床実践は、おそらく現在の理論的説明をも超えており、そこに新たな知と新たな理解が体現されているものと思われる。熟練者の実践を研究することが重要なのはそのためである。つまりそうした研究を通じて、高度な実践の中で生じていると思われる新たな知の領域、新たな探求の方向、あるいは新しい謎や混乱が突き止められるのである。看護師はその意味で一種の知識労働者、つまり臨床知の開拓者である。

実践共同体とは、「あるテーマに関する関心や問題、熱意などを共有し、その分野の知識・技能を、持続的な相互作用を通して深めていく人々の集団」であり、学習のための共同体である。(5) ともに働く人々が実践共同体になることが、豊かな経験を通して概念化が促進し、熟達に向かうための必須条件であると考えるが、現代医療の悩ましさは、この共同体の結束が難しい中での実践であるということである。

3　私自身の経験をさかのぼる

■私自身の出来事の記憶の仕方

本書で紹介した山崎さん、今野さん、坂田さん、今井さんの物語は、一〇年以上の時間の中で見ることができた事例である。もとより、このことはそれぞれの事例のかかわりの中で、初めから意図したことでも、意識していたことでもない。ではなぜ、私自身が、一〇年間もの時間がある間の対話をなぜ書き起こすことができたのか。

私は、この他にも他者との大事な会話はメモにとり、そこで終わる場合と、そのメモをデータ化して書き残している場合とがある。その人との二、三年後の会話は、私にとって大事だと認識した場合はその貯蔵庫に追加されていく。つまり経時的に残している。今回、なぜそのようなやり方を私自身がしてきたのだろうか、とはからずも考える機会となった。

■そのルーツは、修士論文だった

私の「忘れられない患者」は、四〇年以上前に担当したＡＬＳの患者である（序章参照）。その患者は亡くなる七～八か月前まで〝死にたい〟と言い続けていたが、あるナースの問いかけに〝つらくてもいきていたい〟と、まばたきの会話で伝えたのである。二年以上も〝死にたい〟と言い続けた患者は、なぜ〝生きたい〟と変わったのか。一体誰が変えたのか、という疑問だった。

その後、私は、闘病一〇年後に〝今が一番しあわせ〟と言ったＡＬＳ患者に再び出会った。そして、その一〇年間の変化を修士論文で質的研究法を用いてまとめた。研究目的は、「筋萎縮性側索硬化症患者の内面に生じた変化を、鶴見和子の内発的発展論[6]を用いてその内発的発展のプロセスを明らかにする」とした。

そのときの論文の研究方法は「ライフヒストリー法」で、これは文化人類学で用いられている方法であった[7]。①インサイダーとしての視点、②対象者とそのことに関心を持った研究者との共同作品となる、③長い時間的パースペクティブがある、④社会の変動と個人の変化の関連がとらえられること、が特徴的な方法であることから、選択した。

その変化に看護はどのように存在したか、看護はいかにあったか、という点を分析する視点として鶴見の内発的発展論を用いた理由は、①内発的発展論は、より身近な暮らしのスタイルの工夫や人々が何を楽しい暮らしと感じるのかなどの生活の感覚および価値観にわたって考え直そうとするラディカルな提案である。②内発的発展とは、人間の生活のさまざまな側面における創造的構造変化の過程である、ということであった。これらの特徴から、いまだ科学技術の恩恵を十分受けているとは思えない難病である筋萎縮性側索硬化症患者の中で生じている微細な変化をとらえ分析していく視点として内発的発展論を選択したのだった。

難病という健康人にとって異文化の中にいるともいえる人の思いを「ありのままに」「時間をかけて」「その人の言葉で」会話や参加観察を通して「描き出していく」ことであり、一つ一つ点を表して描く点描画のようにできるだけていねいに集め、やがて「全体が見えてくる」という手法を用いて、一〇年間の対話と観察の結果を表した。

■四人の物語を描くこと、それは結局、私自身を描くこと

修士論文の問いも、「なぜ私はこの人を何年も、何十年も追いかけて言葉を聞いて、時間をかけて考え続けているのだろうか」というものだった。そして今回、四人の物語を描き出

してみると、修士論文に始まり、やがて気づいたときには私の「見方・観方・考え方」になっていたのである。この四人の看護経験が気になり、偶然の出会いを含め、その接点を紡いでいったが、その素材は、すでに記録して残されていた。いま振り返ってみると「大事な瞬間、いま対話している大事な言葉を、しっかり受け止めなければ……」という私の対話の仕方が見えてきた。それは長い経験の中で生成されてきた私が大切にしている価値であり、「私のスタイル」になって、認識と私の行動のベースとなっていたことに、遅ればせながら気づくこととなった。

■再び、私はなぜそのようにするのか？

「本人が気づいていない看護の知がきっとあるはずだ」という、これまでの経験から導き出した〈私の仮説〉がある。「見えにくい看護の知」を「見える化」していかなければ、自分自身の中にあっても気づかずにそのまま通り過ぎてしまう。それではあまりにも残念で、もったいない。身体に埋め込まれた看護の知は、表面に出してこなければあっても見えてこない。それが言語化であり、その言語化の前に「看護経験の概念化」により看護の知を広げ、深めていくことが重要となる（帰納的アプローチ）。

個人、さらにチームの中で看護の知の広がりと深まりが起きるような〈実践共同体〉づくりが、DPC以後の今だからこそ、必要なのだ。個人の看護の知は、「看護実践論＝価値体系（概念体系）」となって看護実践の核心へ向かい、チームの知（価値）の発達が、組織の知の質的発展へとつながって循環していく。考えていくと結局、それは「看護現場学」を提唱してきたことへと戻っていくのである。

4　看護の証──「そこに確かに看護があったのである」

「看護の証」は、数字にもなりにくく、端的で明確な文章にするのもむずかしい。それは一人ひとりの記憶を通して〝物語〟となり、それを物語ることを通して仲間たちとの時間と空間の共有の中で見えてくる。

四人のナースの物語は、これらの人を支え育んだ実践コミュニティと、この物語を構成している主要な看護のスキルが埋め込まれている。現場には〝見えにくい看護の知〟が、あちこちに散らばっているのである。その〝知〟に関心を持った人と場の中で掘り起こされ（実践共同体の中での再発見）、育まれ、やがて浮かぶように見えてくるのである。その知を、仲間とともに未来に向かって新たに編み込み模様を入れ紡いでいるナースたちがいるのである（看護の知の生成・概念化・帰納的アプローチ）。現場にはまだまだ多くの看護の知の物語がある。
もしこの試みがなかったとしたら、患者の変化は起こらず、変化する潜在能力は潜在したままである。[8]
私の原点のALSの患者は、長い闘病の経過を通して〝しにたい……〟が、〝つらくてもいきていたい〟、そして〝いまがいちばんしあわせ〟という言葉に変化した。時代が違い、かかる時間こそそれぞれ違うが、〈変化する力をもつ〉という人間が生きる姿・人間のあり方、である。それは、どのようになっても一人ひとりの人間が変化する可能性をもっていることを、看護実践を通して社会に向かって表現している姿である。
これまでの私自身の実践から生成した実践論は、私の「看護の知のプラットホーム」となり、さらに看護し続けるエキスパートナースたちの看護実践の語りから、数字よりも確かな手ごたえを、いま私は得ている。

〈**引用・参考文献**〉

（1）金井壽宏・楠見孝編：実践知―エキスパートの知性、一一ページ、有斐閣、二〇一二年
（2）前掲（1）、一二ページ
（3）P・ベナー、早野ZITO真佐子訳：ベナー看護実践における専門性―達人になるための思考と行動、一三ページ、医学書院、二〇一五年

（4）パトリシア・ベナー、ジュディス・ルーベル、難波卓志訳：現象学的人間論と看護、二五ページ、医学書院、一九九九年
（5）エティエンヌ・ウェンガー他、野村恭彦監修：コミュニティ・オブ・プラクティス―ナレッジ社会の新たな知識形態の実践、一二ページ、翔泳社、二〇〇二年
（6）鶴見和子：内発的発展論の展開、九ページ、筑摩書房、一九九六年
（7）L・L・ラングネス、G・フランク著、米山俊直・小林多寿子訳：ライフヒストリー入門―伝記への人類学的アプローチ、一九ページ、ミネルヴァ書房、一九九三年
（8）前掲（5）、一四七ページ

第5章

コロナの時代を経た看護教育のゆくえ

――看護の知の発見と創造を育む現場

二〇二〇年に拡大した新型コロナウイルス感染症は、さまざまな変異株が次々と発生し、いまだ猛威を振るっている。感染が拡大するたびに医療現場は混乱をきわめ、常に医療崩壊の危機と隣り合わせの状況にあり、焦りや不安が蔓延している。

看護の過去から、新型コロナウイルス感染症問題に翻弄されている現在地までを見つめながら、この先の看護の未来について、主として臨床現場における看護教育のあり方、特にこの時代の中での実践の質的向上をいかにはかっていくのかについて、一人のナースの事例を通して考えてみたい。

1　コロナ禍における看護と看護教育

■看護の知、それは不安定で不確定な時代に強い汎用知

ナースは専門職として基礎教育を経て、さらに卒後も経験を積み重ねる中で学びを広げ、深めていく。生と死のテーマは、学べば学ぶほど深淵で、終わりがない。暗黙知の部分が多いという特徴をもつ看護の知、そして看護実践は、実践の最中（in action）と実践のあとで

も振り返りながら、その意味を考え続ける（on action）。

この知を育むためには、本来、ナースは時間をかけて、いわば熟成させるような過程を経て成熟していく。この大事な時間は、二〇〇三年のＤＰＣ以後、風前の灯火になってしまった。それでも悩みながら、もがきながらも、実践を続けているナースがいることを掘り起こして、「確かにそこに看護があったこと」を記してきた。

新型コロナウイルス感染症の蔓延化により、さらに今後も地球規模の人類の長い闘いになりそうだ。看護と看護教育は、どのように変容していかなくてはならないのだろうか[1]。

多人数で集合することに対する制約は当分続くだろう。このような中で、臨床現場のナースたちがこれからどのようにして卒業後の学びを深め質的向上へと向かうことができるのかは、深刻な問題である。

一つ確実なことは、専門職として「看護という幅広い知」は、未来における救いになるはずである。限りなく専門分化して、その部分・分野を深く追究する医師と違い、看護は基本をジェネラリストに置く。認定看護師や専門看護師らはそれぞれのめざす領域を持つが、ジェネラリストであることはナースである以上、消えることはない。ジェネラリストの基盤は、保健師助産師看護師法でいうところの二大看護業務である。

いまコロナの時代の中で、「いのちと生活を守る」ことこそ、まさに看護の知、療養上の世話と診療の補助の二大看護業務につながるものである。[2] これは看護が本来めざす「健康維持から健康障害まで、あらゆる年代の、あらゆる状況の人々」に幅広く看護介入できる、「〈人間が本来備えている力（潜在能力含む）を最大限に生かして生きる〉を支える」ための知識と技術である。この二大業務を遂行するために必要な看護の知は、汎用知・ジェネリックスキル（どんな時も汎用的に役立つ能力・態度・志向）に通じる。[3]

汎用知・ジェネリックスキルとは、ＯＥＣＤ（経済協力開発機構）が不確定な未来を見据えて世界中の若者に対して従来の知識重視の教育から切り替えていく必要性の中で、大きな流れになっている。いま話題の大学教育などの教育改革に通じる世界の潮流である。

このジェネリックスキルは、あらゆる職業を超えて活用できる〈移転可能なスキル〉である。思考力、情報収集・伝達・活用、コミュニケーション力、他者との協働、チームワーク、問題解決能力、などのノンテクニカルスキルである。看護が基礎教育や卒後の臨床現場で大事にしてきた知と共通する方向であり、ジェネラリストとして実践活動する際の重要な知である。世界が若者に期待する教育も大きく方向転換している。

看護が慌てる必要は、何もない。むしろ胸を張って、看護を継続する中で培い身体に埋め込まれたこの汎用知を、いままで以上に生かしていく場面が増えるはずである。コロナの時代に、そしてコロナ以後も。

■集合型（教室型）から現場型へ

今後も、感染防止に注力しなければならない状況が続くだろう。考え直さなければならないことは多々あるが、まず我がことに引き寄せてみると、一つは〈看護現場の教育・継続教育〉の方法である。集合型の教育が一定期間不可能になり、何らかの形で多人数の集合型教育が制約を受けるだろう。オンライン手法を用いて工夫をしながら集合型教育を残すにしても、今後臨床現場における実践家の看護教育は、方向転換を迫られていると考えるべきだ。集合型の教育・研修は、講師から知識や理論が注入される形になりやすい。それに対して、実践現場の出来事を通して探求し、意味づけていく実践者自身の経験から学ぶ方法は、個人やチーム学習で行なわれてきた。

前者の学習方法は、主として演繹的な方法中心であり、後者は帰納法を中心としている。集合型の教育は、前者、すなわち知識や既存の理論を講師から学ぶ方法である。しかし、コロナの時代の実践家の学び方として、あえて集まらなくても、いま現場で起きていることの意味やナースとして働く意義を感じながら、共に働くチームメンバー同士の職場における共同学習（チーム学習）、そして何よりも自身の知を蓄積していく方法が重要になる。

■看護現場学という帰納的な学習方法

私がいままでこだわってきた「看護実践を通した学び方」とは、自分自身の経験から学ぶ経験学習法である。経験学習は、ナースにとってなじみの深い学び方といえる。しかし、いま、その経験学習の方法とその具体的学習方法がめざす目的を意識して看護現場で手ほどきを受けながら学びの促進ができているのだろうか。

パトリシア・ベナーは、著書『ナースを育てる』の中で、主として基礎教育における実態について、教室および臨床での教育を現場での観察や、学生へのインタビューを通して研究し、教育のあり方について提言している。この著書では「教室型の学びから臨床現場型へ切り替えること」が急務であると結論づけている。看護基礎教育のあり方の変革を調査した著書であるが、これは卒後の現任教育にも通じる。特に注目すべきは「専門職の教育として重要な広範囲な統合的学習」として「高度な（新しい）徒弟式学習」が専門職実践の学習の中心だと述べていることである。

これは、監督下での実践の機会を学習者に与えること、また、特定の状況下で優先すべきことと要求されていることを認識できるように支援することにより、重要性・非重要性の識別力をつけ、緊急時に優先すべき対応ができるようになる、あるいは、自分の実践を振り返り、自分自身で実践を改善できるように支援することであるという。臨床現場での難しい経験、苦しみ、死、怒り、無力感、恐怖心を含む患者の感情的な反応などが含まれ、また同様にかすかな兆候、症状、複雑な生理学的反応を認識するための能力も形成される専門職としての〈知識、熟練したノウハウ、倫理的態度〉の統合的学習法が、現代の徒弟式学習法であるといっている(4)。

2　あるナースの学びの軌跡

彼の名前は、木村さん。当時彼の上司であった筒井さんを通じて知り合った。筒井さんは、京都の病院で師長をしており、二〇一三年度開催の陣田塾に参加した第一期生である。二〇一四年、「看護現場学」の研修で訪れた病院で、その研修に参加された木村さんと初めて出会った。研修の時のグループワークで、彼がナラティヴをしている様子に関心を持った。その後、「忘れられない患者さんストーリー」が記述された概念化シート(注1)と、何回かメールでのやりとりを経て書きあがったレポート（文脈ストーリー）を見て、私は感動した(5)。

以下に、紹介する（★の部分は筆者のコメント）。

■木村さんのレポートから

〈忘れられない場面〉

介護福祉士をめざして病院で助手をしていた一四年前のことです。当時の私は、介護福祉士をめざしてはいたものの、ただの仕事としてとらえており、専門的な知識もなければ、意識もありませんでした。

ある日の昼食、いつものようにロビーで患者さんの食事が始まりました。私は、三人の患者さんの食事介助をしていました。そのうち一人の患者さんは、認知症がありいつも笑顔で発語や訴えはなく穏やかな患者さんでした。私はいつもと変わらず食事介助をしていました。

その時、たまたま通りかかった看護師さんに「ちょっと、大丈夫?」と言われました。私は「なにが?」と思い看護師さんを見ました。そうすると、看護師さんは「Eさんよ‼　つまってない?」と言いながら、患者さんに駆け寄り、大きな声で「誰か吸引持ってきて‼」と叫ばれました。その時に私はやっと、患者さんの唇が紫色になって顔面蒼白であったことに気がつき、窒息させていたことを知りました。

私は、看護師さんたちの処置をただ邪魔にならないところで見ていることしかできませんでした。幸い、発見が早く、すぐにいつもと変わらない患者さんを見ることができました。看護師さんから「気をつけて患者さんを見てあげてね」と言われました。その看護師さんは、普段から物事をはっきりという怖い印象の方でしたが、この時には怒られたということはなく、師長からも同じように言われました。

その後、私は患者さんに「ごめんなさい」と謝りました。なにも返事が返ってこないことはわかっていましたが、顔を上げると、いつもの笑顔の患者さんがいました。その時、「本当によかった。本当にごめんなさい」と思うと同時に、命の重さをとても感じました。そして、一人で泣きました。

★起こった事実と木村さんの感情がしっかり描かれています。

〈なぜ、記憶していたのか?〉

私は、患者さんを窒息させ殺しかけたという事実をとても怖いと感じ、なによりも患者さんに申し訳ないという思いでした。私にとって、いつもと何ひとつ変わりのない状況であったにもかかわらず、その状況は私の意識のなさや責任のなさのために患者さんの命を危険にさらしてしまった当時の私は、自分の起こしたことの後悔に何度も押しつぶされそうになっていました。「怖い」「またなにかしてしまったらどうしよう」「今度は助からないかもしれない」という思いが、援助するたびに大きくなっていました。

しかし、その思いと同時に「同じようなことはしたくない」「命を助けたい」という思いも強く抱くようになりました。そして、今の自分では同じ状況になっても患者さんを助けることができない。免許もなければ、経験もない。知識も技術もない。「でも助けられるようになりたい」と思うようになりました。この出来事によって、自分の行為で患者さんの命を危険にさらしてしまったことで後悔と意識・知識の大切さや命の重さというものを知り、「命を助けたい」という想いから看護師をめざしました。

★思う、だけなら誰でもできますが、木村さんはその思いを行動に変えたのです（認識と行動の一貫性）。

〈私がこだわる看護の領域〉

その後、准看護師の学生になった私は、また命の重さを感じることがありました。夏に川遊びをしていた時に、男性が溺れている場面に遭遇しました。私は他の人たちと一緒にその男性を川から引き揚げ、心肺停止だったので心肺蘇生法を行ないましたが、命を救うことはできませんでした。私は再びこのままでは「命を助けられない」と思い、二年課程に進学しました。

★すごいですね。

正看護師になった私は、ICUに配属になり、現在九年目になります。その中でもっとも大きな出来事は、ICU一年目の夏に父を亡くしたことです。糖尿病を患っていた父親が心筋梗塞になり一命を取り留めたものの、透析が必要な状態になりました。幼い頃に母をがんで亡くしており、私と姉はすでに結婚し家を出ていたので、父は実家に一人でした。そして、初めての通院の透析日に私は休みだったので、一緒に行こうと約束していました。

朝、実家に行くと父は居間で心停止の状態で横になっていました。心肺蘇生法を実施しながら姉と消防に連絡し、救急病院に搬送されましたが、父の命を助けることはできませんでした。生前、父は延命治療はいらないと言っていました。その点においては、父の思い通りだったのかもしれません。しかし、私は父が亡くなったことを理解できていますが、未だに受け入れなんてできていません。もっとこうしていれば、あの時どうしてこうしなかったのか、など、「たられば」のことばかり考え、後悔が残っています。

しかし、父の命と向かい合ったことは、私の看護師としての大きな原動力の一つです。

ICUという集中治療が行なわれる部署には重症な患者さんがおり、いろんな想いを持った患者さんがいます。どんなに生きたいと望んでも生きられない患者。家族に迷惑はかけたくないから治療はいらないという患者。しんどいのは嫌だという患者。しんどいのはやめてあげてほしいと望む家族。生きてほしいと望む家族。また、配属中にICUと救急部が統合されたことで、突然、死を突きつけられる患者、家族とのかかわりも増えました。それぞれの患者さんの想いや、家族の想いに苦悩することも本当にたくさんありました。意識のない患者でも、もちろん患者も家族も元気になりたい、なってほしいという想いが大前提にあり、その上で患者のためにどうすればいいのかと家族は苦悩し、また家族のためにと頑張る患者もいます。

そういう患者・家族の想いとは違う方向に進んでいく患者の状態に看護師間や医師とカンファレンスを行ない、できる限り患者・家族の想いを汲んでかかわるようにしてきました。しかし、自分の知識不足もあり、自分の無力さを感じることが多々ありました。自分にできることはなんだろうか。看護師としてできることはなんだろうか。どのようにかかわればいいのだろうか。どうしたら、患者や家族の望むようにできるのだろうかと、現在も日々試行錯誤しています。また、初めて患者さんや家族の「命」と対面した新人看護師に対しては、今の想いを忘れることがないように、話をするように心がけてきました。

そんな日々の患者さんや家族とのかかわりの中で、看護師をめざしたきっかけとなった「命を助ける」という私の想いは、助手時代の「危険にさらした命」、学生時代の「救えなかった命」、家族として「後悔が残る命」、看護師としてかかわった患者・家族の想いを経た今、少しずつ形を変え、「命を助ける」という患者も家族も関係ない私だけだった想いは、患者・家族の想いに寄り添った「命とかかわる」に変化しました。

★すごい深い洞察です。見事です。

〈見えてきたこと、今後どのように考え続けていく？〉

ＩＣＵ在籍の九年間で、さまざまな患者や家族の想いとともに、いろんな命とかかわってきて変化した「命とかかわる」という私の想いとは、「その人らしい生き方、その人が望む生き方」を支援することなのだと思います。その人や家族が最期まで精いっぱい生きたい、生きてほしいと望むなら、私はその望みが少しでも叶うように精いっぱい支援し、穏やかに生きたい、生きてほしいと望むならできる限り穏やかに生きられるように精いっぱい支援したいと思います。

患者・家族が望む「その人らしい生き方」を支援していくことが私のこだわりであり、看護です。そのためには、患者や家族とのかかわりが重要になってくると思います。そのかかわりの中で、患者・家族が本当に望む形を知らなければ、こちらの想いだけの支援になってしまいます。

多忙な業務の中で、その想いを引き出すためには信頼関係を築くことも大事です。また、医師からのインフォームドコンセントへの立会いも重要です。そして、これらのかかわりは単発なものではなく、継続する必要があります。患者や家族の想いはとても不安定な状態であり、状況によって変化するものです。変化してかまわないことを伝えることも大事であり、その変化をタイムリーに支援につなげるためにも病棟として他の看護師の協力も必要となってきます。

そうして得た患者・家族の想いを情報として、看護師間だけでなく医師や理学療法士など多職種でカンファレンスを行ない、患者・家族を含めたチームとして、「患者・家族の望む、その人らしい生き方」を支援できるようにしていきたいと思います。

〈おわりに〉

忘れられない患者を考えた時に浮かんだ患者さんは間違いなく、助手時代の患者さんでした。それぐらい大きなことをしてしまったという後悔と看護師をめざしたきっかけであったためだと思います。しかし、同時に父のことも浮かんできたのも事実でした。家族を失うということは大きなことで、残された家族の人生に大きな影響を与えるものだと思います。身近な家族を失ったことのない若い看護師から、家族を失った家族へどのようにかかわればよいのか、わからない、自信がないと聞くことがよくあります。そういった看護師へのサポートも私にできることのひとつだと思い、かかわってきました。今後も変わることなく後輩育成という場面で支援していきたいと思います。

最後に、今回改めて自分の来た道を振り返って、自分自身がなにを思って看護していたのか、自分がどのようになりたいのか方向性が明確になりました。それにより、自分自身になにが必要なのか、不足している部分も明確になりました。

今後もたくさんの苦悩がきっとあり、嫌になったり迷ったりすることもあると思います。その時、自分が戻るべき場所がどこなのかがわかったように感じます。そういう安心感や自信を持てたことが、私にとっては今回レポートをまとめた大きな収穫だったと思います。

ぜひ、若手看護師や中堅看護師にやってもらいたい。

★素晴らしい文を読ませていただきました。事実と自己の感情にしっかり対峙し、深い、深い洞察でした。まさに「いのちの現場のいのちの学び」の看護学を見た気がしました。
私は、あちこち看護現場学を語って、講義もワークもしながらずっとこのことに手ごたえが少なく、嘆いていました。今回、この文をしっかり読ませていただき「忙しくても……」「人が十分でなくても……」、このように広く、多様に、そして深く人間を見つめ考えていけるナースになることができるのだ、と意を強くしました。

そして、ナースになろうとしている後輩、もっとよいナースになりたい、と嘆いていたり、もがいている後輩たちに語ってあげてください。動機はどうであれ、少なくとも「困難な仕事を選んでナースになった人たち」です。仕事の意味が見えてきたら、きっと困難を乗り越えながら続けていけるだけの「思い」を持っている仲間です。

気持ちが明るくなりました。感動しました。どうか息長く、ナースのサポーターになって「看護の知のファシリテーター」でいてください。

（陣田泰子）

二〇一七年三月、彼と筒井さんにかかわる中で、「いまこの時代の中で、相当忙しいことは容易に想像できる。それでもなお、やらずにはいられない二人の行動を見て、なぜそのようにできるのか」と、日頃疑問に思っていたことを聞いてみたことがあった。それに対しての彼の返答は、「あのストーリーを書いていくことで『命を助ける』という私だけの思いが、形を変え続け、『命とかかわる』という患者・家族主体に変化していった。ICUで悩みながらもさまざまな患者・家族の思いやそれぞれの姿に、看護師にできることは何かと悩んだりもしたが、ストーリーを書いたことにより自分の思いが整理でき、自分自身のこだわりがはっきりしてきた。これだけは譲れないと思える信念というか核というか、めざす方向もはっきりした……」、そして当時上司であった筒井さんについては、「筒井師長がトリムタブ（小さな舵）となって少しずつ大きいタブが動き始めていると感じている。今年は、舵が切れるのではないかと思っている」。

「忙しい中でも、文字にして、その変化を自分自身で見て、本質は変わらないが付け足したい文章などがある。完成したと思っていたが、そうではなくやり続けることが大事。それは看護をやり続けることと同じで、看護そのものだと感じている。自分の中でそのことがサイクルになってきている、と感じている。今までスタッフの愚痴、と思っていたことが〈病棟の問題〉として認識もできるようになり、概念化シートで思考の展開ができるようになった気がする」と言っている。

実践の質の向上を導く認識の広がりと深まりが確実に起きていた。

同年一〇〜一二月、木村さんは第五回陣田塾に参加した。私は彼の意気込みに驚いた。その時、仲間に語ったナラティヴストーリーは、時間を経て一本の文脈になり、いま未来に向けて後輩育成を続けている様子をしっかり語っていた。

■その後、二人は……

当時、筒井さんは看護部の教育委員をしていたこともあり、「看護部の教育を現場型に変えたい」と一念発起して、教育体系の変革にとりかかった。その間、木村さんは休日も使いながら二人で研修後の整理をしたり、次の研修について考案したり、常に一緒に行動していたようだった。私は、その後何回か病院を訪れ看護現場学研修を行なった。訪れるたびに看護部の教育が変化しており、最初は二人が中心だったが、次には同僚である主任たちがナラティヴ研修の支援者になって後輩育成を行なうなど、筒井さん発信のトリムタブが木村さんというキーパーソンによって知の拡散があちこちで起きており、その進化発展に目を見張った。二人の「認識と行動の一貫性」が、時間をかけて強い行動力となって看護部教育を推進していることに驚いた。

3　これからの看護現場の教育

■コロナの時代の看護の知の学習法

当分続くと思われるこのコロナの時代は、看護、そして看護の教育はどうしたらよいのかを熟考する時である。そして、疾患や疾病についての知識・理論学習重視の教育から転換すべき時でもある。集合型の研修による学びが制約される中で、多くはオンライン式の学習に切り替わっていくだろう。そして、それでは学びきれない〈看護（暗默知の部分が多い）〉という特徴を持った仕事における、体験を通した職場学習〉に焦点を当てることが重要である。

世界中の人々がはるか遠い大地を自由に移動できるようになることで、コロナウイルスも世界中に蔓延する。このように「人間の果てしない有能さが人類の不幸の種」となったいま、(6)

私たちは現場で起きている小さくて、素朴な現象を見逃さない看護の知を発展させ、創造し続けていくことが大切である。看護の原点に立ち戻って、臨床現場で起きている一人ひとりの多様ないのちと生活に沿って人間の潜在する力を引き出す看護を、今までどおり創造して、人々の生きた証を描いていこう[7]。

■新しい徒弟式学習法

ここで紹介した二人の関係と学びは、まさにベナーがいう〈新しい徒弟式学習法[8]〉である。看護の知が持つ特徴は暗黙的であり、身体に根差した知性という従来の知的活動、すなわち技術的・合理的モデルとは異なる。身体に根差した知性が理解されにくかった理由に、「それが最もうまく機能するのは、人がそれに注目していない時であり、人の注意に上がるのは、通常それがうまく機能しない時だからである。うまく機能している時、身体に根差した知性は、迅速に、無意識的・批判性的に働く。身体に根差した知性は、スムーズに機能している姿では、研究対象にもならず、注目することさえ困難である」ことが考えられる。

教室での学びの限界があれば、臨床現場で学べばよいと考えるが、それでは臨床現場に行けばこの学びができるのか、といえば、いまはそう簡単なことではない。この二人の場合、同じ病棟の師長と主任であり、「学びの場としての職場」に師がいて、師の動きの一部始終目に留まる範囲で注視する彼がいて、さらに同僚である主任たちからスタッフへと波及している。共に学びあう仲間としての実践共同体へと変化している様子が見えてくる。ここにコロナ後の学びのヒントがある。

■師から離れて、教育と看護の知を自ら管理していくこと

「現場の看護師は知の発展の最前線におり、看護教育は看護師がゆくゆくはそうした実践から自ら学んでいけるように準備させるものでなければならない[9]」。私たち自身も気づきにくい新しい看護の知は、日々の看護実践の中にこそあるのである。

二〇二〇年四月、筒井さんは関連病院へ異動した。木村さんは、初めて師と離れて現在の病院で「看護の知」を育む実践や研修を引き継ぎ、主任らファシリテーターとともに行動を続けている。その様子に、不安は感じられない。

二〇一三年、私と筒井さんとの出会いが、木村さんにつながり、さらに創造的な展開を経て多くの仲間へと広がっている。看護の知の、未来への期待が生まれた。

臨床現場での厳しい現状の中で、それでも看護を続けているナースたちの実践に体現されている新しい看護の知を発見していこう。それがコロナの時代を経験し、私たちの行動がこ

の事態を招いたという自覚と覚悟を決めたジェネラリストの強みを活かした学び方である。何か変わったことをするのではなく、むしろ、いままでどおり未来に向けて「いのちと生活を支える看護」を創造していくことである。そして、その知の掘り起こしを、私も続けていく。

〈注〉

（1）概念化シートの詳細は、『リーダー、マネージャーのための看護実践の画院化が身につく看護現場学』（メディカ出版）等を参照。
概念化シートは、帰納的方法で、見えにくい看護の知の生成を促す（概念化）ためのシート。意識しているか否かを問わず、①一番自分の記憶に残る患者さんをその場で思い浮かべ、記憶の片鱗をプロットしながら、②なぜその場面を記憶していたのか、③私がこだわる看護の領域、④見えてきたこと、⑤いま私が大切にしている看護、について文字にしていく。いったんできあがっても、その後も他者とのやりとりを繰り返しながら、その都度、色を変えて追記を重ねていく。この中で無意識だった記憶をたどって想起し、内省しながら、「私が大切にしている看護」を明確化し、未来へとつなげていく。

〈引用・参考文献〉

（1）陣田泰子：新型コロナ報道から看護の未来に向けて、いま考えること―いま置かれた状況から「行動変容」を考える、ナーシングビジネス、一四（七）、二〇二〇年
（2）陣田泰子：新型コロナ報道から看護の未来に向けて、いま考えること―どこに向かうための行動変容なのか、ナーシングビジネス、一四（八）、二〇二〇年

（3）KawaijukuReport：今、大学教育に求められるジェネリック・スキル　川嶋太津夫教授基調講演―大学生のジェネリック・スキルを育成・評価するために、Guideline 一一月号、二〇一一年
（4）パトリシア・ベナー他著、早野ZITO真佐子訳：ベナー　ナースを育てる、四二ページ、医学書院、二〇一一年
（5）陣田泰子：看護現場学への招待―エキスパートナースは現場で育つ、一五二ページ、医学書院、二〇一九年
（6）パオロ・ジョルダーノ著、飯田亮介訳：コロナの時代の僕ら、五四ページ、早川書房、二〇二〇年
（7）ローリィ・N・ゴッドリーブ著、白石裕子監訳：ストレングスにもとづく看護ケア　第一巻　理論編、看護の科学社、二〇二〇年
（8）前掲（4）、三七ページ
（9）パトリシア・ベナー、ジュディス・ルーベル著、難波卓志訳：現象学的人間論と看護、四九ページ、医学書院、一九九九年

おわりに

本書を書き終えて、再び読んでみた。手前味噌ではあるが、看護実践の幅広く、かつ深めれば深めるほどどこまでも深遠な淵が見えてくることに改めて感動した。看護の実践知が持つ奥深さであり、それは不思議な〈間〉とでもいうべき本人だけでは形成されない集合知のようなものが看護実践に潜み、関係性の中で絶妙なタイミングを通して浮かび上がってくる。

例えば坂田さん（第3章）との若き日の看護の体験をよみがえらせてくれた今井さん（第4章）は、若い頃からの先輩とのかかわりがあって今の自分の大切にしている看護があるとはっきり述べて、体験を紡いで経験へと進化させている。

これらの知が、この時代の忙しさの中で放置され埋もれていくことは、あまりにもったいなく、実践の内に埋め込まれた看護の知の本質を手放してしまうことになる。看護の知は善き看護が見える目と、驚きをもって感じとる感性（感性的認識）を培わずして生成されるものではない。つまり、私の体験があってこそ、私の看護を語ることで培うことができるのである。
かつて『沈黙の春』の中で初めて環境汚染に言及したレイチェル・カーソンは、その感性を育む子どもたちへの贈り物として『センス・オブ・ワンダー』を書いた。その中では、自然界の中の〈いのちの営み〉を探求し守ること、自然と共存していくという希望を書き残した。

社会も医療も大きく様変わりしていく中で、看護は〈患者のそばにいる〉という、専門分化に突き進む医療の中でも最も人間の自然で根源的な存在の形を基本としている。それゆえに、現代においては、〝先進的な看護の知〟こそが、不確実で不透明な未来に向けて柔軟に対応することができるのだ、という確信を、私はもっている。

いまこそ、この時、この瞬間に行き交う看護の知を感じ、〝私の看護〟を語り、書きとめ、意味を探求し続ける中に看護の証があることを、私は本書を通して伝えていきたい。

今回、本書を書き上げるにあたり、このプロセスを伴走して支えていただいた鈴木庸さんに、的確なアドバイスを何回もいただきました。看護の科学新社の濱崎浩一さんには、10年以上も構想を温めていただき、折々に看護の本質について会話を重ねてまいりました。

最後に、何よりも本書に登場していただいた現役ナースの皆様の看護実践に敬意を表し、その方々に少なからず影響を与えていた多くの諸先輩に感謝の意を伝えたいと思います。

二〇二三年一月二六日

陣田泰子

〈著者〉

陣田泰子（じんだ・やすこ）

看護現場学サポーター（KGS）、聖マリアンナ医科大学客員教授、淑徳大学客員教授。

諏訪赤十字高等看護学院卒。玉川大学文学部教育学科、東洋英和女学院大学大学院修了。

諏訪赤十字病院、聖マリアンナ医科大学病院、川崎市立看護短大（助教授）、健和会臨床看護学研究所、聖マリアンナ医科大学病院看護部長、同ナースサポートセンター長（統括看護部長）、済生会南部病院院長補佐、聖マリアンナ医科大学病院総合教育センター参与、横浜市立大学看護キャリア開発支援センター長、淑徳大学大学院看護学研究科教授を経て、2019年4月より同客員教授。2020年4月より聖マリアンナ医科大学客員教授。


〈著書〉

『看護現場学への招待 第2版―エキスパートナースは現場で育つ』『その先の看護を変える気づき―学びつづけるナースたち』（以上、医学書院）、『できるナースのための仕事術』『リーダー、マネジャーのための看護実践の概念化が身につく看護現場学』（以上、メディカ出版）、『成果を導く目標管理の導入方法』（日総研出版）、『動画でナットク！ フィジカルアセスメント』（中央法規出版）、『新人ナースの仕事術』（照林社）、『「看護の概念化」による人材育成』（看護の科学社）、他多数。

看護の証を紡ぐ
「私の看護」を語り描く世界

2023年3月31日　初版第1刷 ©

著　者：陣田泰子
発行者：濱崎浩一

発行所：株式会社看護の科学新社
https://kangonokagaku.co.jp
〒161-0034　東京都新宿区上落合2-17-4
TEL03-6908-9005

カバーデザイン：本間公俊
編集担当：鈴木　庸
印刷・製本：スキルプリネット
ISBN978-4-910759-14-2 C3047